D1729303

Verlag Hans Huber
Programmbereich Pflege

Beirat Wissenschaft:
Angelika Abt-Zegelin, Dortmund
Christel Bienstein, Schermbeck
Silvia Käppeli, Zürich
Doris Schaeffer, Bielefeld

Beirat Ausbildung und Praxis:
Barbara Knigge-Demal, Bielefeld
Jürgen Osterbrink, Nürnberg
Christine Sowinski, Köln
Franz Wagner, Berlin

Bücher aus verwandten Sachgebieten

Gerontologische Pflege/Langzeitpflege

Abraham/Bottrell/Fulmer/Mezey (Hrsg.)
**Pflegestandards für die Versorgung alter
Menschen**
2001. ISBN 3-456-83424-1

Buchholz/Schürenberg
Lebensbegleitung alter Menschen
Basale Stimulation in der Pflege alter Menschen
2003. ISBN 3-456-83296-6

Borker
Nahrungsverweigerung in der Pflege
Eine deskriptiv-analytische Studie
2002. ISBN 3-456-83624-4

Kitwood
Demenz
Der person-zentrierte Ansatz im Umgang mit
verwirrten Menschen
2002. ISBN 3-456-83914-6

Koch-Straube
Fremde Welt Pflegeheim
2003. ISBN 3-456-83888-3

Lind
Demenzkranke Menschen pflegen
2003. ISBN 3-456-84001-2

Mace/Rabins
Der 36-Stunden-Tag
2001. ISBN 3-456-83486-1

Meyer
**Gewalt gegen alte Menschen in
Pflegeeinrichtungen**
1998. ISBN 3-456-83023-8

Fitzgerald Miller
**Coping fördern – Machtlosigkeit
überwinden**
Hilfen zur Bewältigung chronischen
Krankseins
2003. ISBN 3-456-83522-1

Morof Lubkin
Chronisch Kranksein
Implikationen und Interventionen für
Pflege- und Gesundheitsberufe
2002. ISBN 3-456-83349-0

Sachweh
«Noch ein Löffelchen?»
Effektive Kommunikation
in der Altenpflege
2002. ISBN 3-456-83588-4

Qualitätsmanagement

Gebert/Kneubühler
**Qualitätsbeurteilung und Evaluation der
Qualitätssicherung in Pflegeheimen**
2003. ISBN 3-456-83934-0

Giebing/François-Kettner/Roes/Marr
Pflegerische Qualitätssicherung
1999. ISBN 3-456-83368-7

Görres
Qualitätssicherung in Pflege und Medizin
1999. ISBN 3-456-83077-7

Görres/Luckey/Stappenbeck
**Qualitätszirkel in der Alten- und
Krankenpflege**
1997. ISBN 3-456-82827-6

Haubrock/Schär (Hrsg.)
**Betriebswirtschaft und Management im
Krankenhaus**
2002. ISBN 3-456-83400-4

JCAHO (Hrsg.)
Ergebnismessung in der Pflegepraxis
2002. ISBN 3-456-83826-3

Offermann
**Selbst- und Qualitätsmanagement für
Pflegeberufe**
2002. ISBN 3-456-83679-1

Schroeder
Qualitätsentwicklung im Gesundheitswesen
1998. ISBN 3-456-82794-6

Robert A. Applebaum
Jane K. Straker
Scott M. Geron

Patienten-
zufriedenheit
Benennen, bestimmen, beurteilen

Aus dem Amerikanischen von Angie Dröber

Bearbeitet und adaptiert von Uwe Krämer

Verlag Hans Huber
Bern · Göttingen · Toronto · Seattle

Robert A. Applebaum, M.S.W., Ph.D., ist Professor in der Abteilung Soziologie, Gerontologie und Anthropologie sowie Mitglied des Direktoriums des Scripps Gerontologie-Zentrums an der Miami University, Oxford, Ohio.
Jane Karnes Straker, Ph.D., ist Director of Policy im Forschungsprojekt Langzeitpflege in Ohio am Scripps Gerontologie-Zentrum der Miami University, Oxford, Ohio.
Scott Miyake Geron, Ph.D., ist Außerordentlicher Professor für Sozialpolitik und Forschung am Institut für Sozialarbeit der Boston University.

Lektorat: Jürgen Georg, Barbara Müller
Bearbeitung: Uwe Krämer, Marina Schnabel
Herstellung: Daniel Berger
Titelillustration: pinx. Winterwerb und Partner, Design-Büro, Wiesbaden
Umschlag: Atelier Mühlberg, Basel
Satz: MediaWork GmbH, Bern
Druck und buchbinderische Verarbeitung: AZ Druck und Datentechnik GmbH, Kempten
Printed in Germany

Bibliografische Information der Deutschen Bibliothek
Die Deutsche Bibliothek verzeichnet diese Publikation in der Deutschen Nationalbibliografie; detaillierte bibliografische Angaben sind im Internet unter http://dnb.ddb.de abrufbar

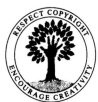

Anregungen und Zuschriften bitte an:
Verlag Hans Huber
Lektorat: Pflege, z. Hd.: Jürgen Georg, Länggass-Strasse 76, CH-3000 Bern 9
Tel: 0041 (0)31 300 4500, Fax: 0041 (0)31 300 4593
E-Mail: juergen.georg@hanshuber.com, Internet: http://verlag.hanshuber.com

Das vorliegende Buch ist eine Übersetzung aus dem Amerikanischen. Der Originaltitel lautet «Assessing Satisfaction in Health and Long-Term Care» von Applebaum, Straker, Geron
© der englischsprachigen Ausgabe 2000. Springer Publishing Company, New York
© der deutschsprachigen Ausgabe 2004. Verlag Hans Huber, Bern
1. Auflage 2004 by Verlag Hans Huber, Bern
ISBN 3-456-83844-1

Inhaltsverzeichnis

Vorwort des Bearbeiters 9

Autorenverzeichnis 11

Danksagung 13

Widmung 15

Teil I Die Untersuchung der Kundenzufriedenheit: Einführung und Methoden 17

1. Woher kommt das verstärkte Interesse an der Kundenzufriedenheit? 19

1.1 Inhalt und Ziele 19
1.2 Die Messung der Zufriedenheit – ist das wirklich nötig? 20
1.3 Prinzip Nr. 1: Die Kunden müssen bekannt sein 25
1.4 Prinzip Nr. 2: Die Meinung der Kunden zählt 26
1.5 Prinzip Nr. 3: Information ist außerordentlich wichtig
für eine solide Entscheidungsfindung 27
1.6 Prinzip Nr. 4: Die Gruppe ist klüger als der Einzelne 28
1.7 Prinzip Nr. 5: Suboptimierung ist die besondere
Herausforderung für Organisationen 28
1.8 Herausforderungen an das Messen der Kundenzufriedenheit 29
1.8.1 Ausbildung und Professionalität 29
1.8.2 Verletzlichkeit und Gebrechlichkeit der Patienten 30
1.8.3 Gewinnung und Messung der Daten 30

2. Die Theorie der Kundenzufriedenheit 33

2.1 Die Theorie der Kundenzufriedenheit 33
2.2 Die Dimensionen der Zufriedenheit 35

2.3 Erwartungen 37
2.4 Zufriedenheit und Qualität 38
2.5 Zusammenfassung 40

3. Verschiedene Ansätze zur Messung der Kundenzufriedenheit 41

3.1 Welche Fragen sollen an die Kunden gestellt werden 42
3.2 Klein angelegte Studien zur Messung der Kundenzufriedenheit 44
    3.2.1 Gruppenbefragungen 44
    3.2.2 Intensivinterviews 47
    3.2.3 Beobachtung 48
    3.2.4 Tagebücher und schriftliche Protokolle 50
3.3 Groß angelegte Studien 50
    3.3.1 Quantitative Messungen 50
    3.3.2 Verschiedene Ansätze zur Gewinnung von Informationen 52
    3.3.3 Schriftliche Befragungen 54
    3.3.4 Telefonische Befragungen 55
    3.3.5 Persönliche Befragungen 56
3.4 Zusammenfassung 58

4. Durchführung einer Datenerhebung 59

4.1 Das Auswahlverfahren 59
    4.1.1 Umfang der Stichprobe 59
    4.1.2 Auswahl der Stichprobe 60
4.2 Der Einsatz von Stellvertretern 64
4.3 Verwendung der gewonnenen Informationen 66
4.4 Durchführung der Untersuchung 67
4.5 Zusammenfassung 68

**Teil II Verschiedene Ansätze zur
Ermittlung der Kundenzufriedenheit** 71

5. Die Kundenzufriedenheit mit der häuslichen Pflege 73

5.1 Einführung 73
5.2 Definition der häuslichen Pflege 74

5.3 Herausforderungen an die häusliche Pflege 74
5.4 Verschiedene Ansätze zur Messung der Kundenzufriedenheit 75
    5.4.1 Klein angelegte Untersuchungen 77
        Gruppenbefragungen 77
        Intensivinterviews 78
        Fallstudien 80
        Kundentagebücher 80
        Kundenprotokoll 81
        Elektronische Kommunikation 82
5.5 Groß angelegte Studien 83
    5.5.1 Persönliche Befragungen 84
    5.5.2 Telefonische Befragung 86
    5.5.3 Schriftliche Befragungen 88
    5.5.4 Der Kummerkasten 89
5.6 Zusammenfassung 89

6. Die Zufriedenheit der Bewohner von Pflegeheimen und betreuten Wohnprojekten 91

6.1 Herausforderungen für Pflegeheime und betreute Wohnanlagen 93
6.2 Verschiedene Ansätze zur Messung der Kundenzufriedenheit 94
6.3 Dimensionen der Zufriedenheit in Pflegeheimen und betreuten Wohnanlagen 95
6.4 Überblick über die verschiedenen Instrumente 99
    6.4.1 Gesamtorganisation und Aufbau 99
    6.4.2 Verständlichkeit und Formulierung der Fragen 100
    6.4.3 Antwortkategorien 101
6.5 Beispiele für Untersuchungsinstrumente 101
6.6 Die Verwendung von Kundeninformationen in der eigenen Einrichtung 104

7. Die Messung der Kundenzufriedenheit mit der Pflege 107

7.1 Einführung 107
7.2 Die Qualität der Pflege 109
7.3 Überblick über die Literatur zur Patientenzufriedenheit mit der Pflege . 111
7.4 Messungen der Patientenzufriedenheit 112
    7.4.1 Eindimensionale Messinstrumente 113
    7.4.2 Mehrdimensionale Messinstrumente 114

7.5 Neuere private und öffentliche Initiativen 117
    7.5.1 Studie zur Kundenbeurteilung von Gesundheitsplänen 117
    7.5.2 Das «HEDIS»-Programm 118
7.6 Zusammenfassung 119

8. Die Verwendung der Umfrageergebnisse: Vervollständigung des Qualitätszyklus

**8. Die Verwendung der Umfrageergebnisse:
Vervollständigung des Qualitätszyklus** 121

8.1 Die Analyse der Kundeninformationen 121
    8.1.1 Die Interne Analyse 122
    8.1.2 Die Vergleichsanalyse 123
8.2 Die Verwendung der Daten 123
8.3 Wichtige Schritte für die Implementierung einer erfolgreichen
Strategie zur Kundenzufriedenheit 125

Anhang 133

Ausgewählte Internetadressen zur Untersuchung der Kundenzufriedenheit . 133
Literaturverzeichnis 135
Glossar 141
Sachwortverzeichnis 143

Vorwort des Bearbeiters

Das vorliegende Buch beschäftigt sich mit einer in Deutschland im Gesundheitswesen erst seit kurzer Zeit wahrgenommenen Thematik, die im Rahmen der Markt- und Kundenorientierung in der Zukunft noch an Bedeutung gewinnen wird: der Kunden- respektive Patientenzufriedenheit.

Patienten wandeln sich in ihrem Status im Gesundheitswesen mehr und mehr zu Kunden. Der Wettbewerb unter den Anbietern von Gesundheitsleistungen im stationären wie auch im ambulanten Akut- und Langzeitpflegebereich nimmt zu. Die Existenz dieser Unternehmen hängt in Zukunft nicht mehr nur von der Qualität der Leistung ab, sondern muss die Meinung ihrer Kunden – denen das Beurteilungsvermögen für die Fachlichkeit der Leistung in aller Regel fehlt – gebührend berücksichtigen. Nur zufriedene Kunden/Patienten werden sich wieder für Ihre Einrichtung entscheiden; und die Zahl der Kunden bestimmt Ihre Marktposition und Ihr Überleben im Konkurrenzkampf. Krankenkassen werden Ihre Einrichtung ihren Kunden dann empfehlen, wenn Zufriedenheit von Seiten der Patienten signalisiert wird. Um in diesem Prozess die Nase vorne zu haben, ist es darum heute schon wichtig, die Kundenmeinung zu analysieren und Strategien aus dieser Analyse zu entwickeln, damit die Kundenzufriedenheit optimiert wird. Das vorliegende Buch soll Sie in die Thematik einführen und Ihnen ein Instrumentarium an die Hand geben, mit dem Ihnen ein solcher Analyse- und Veränderungsprozess möglich wird.

Obwohl manche inhaltlichen Aspekte des Buches nicht auf das deutsche Gesundheitswesen übertragen werden können und eindeutig das amerikanische Gesundheitswesen widerspiegeln, hat dennoch die Gesamtthematik auch für Deutschland höchste Wichtigkeit. Die vorgestellten quantitativen Forschungsansätze zur Erhebung und Analyse der Kundenzufriedenheit im Gesundheitswesen sind problemlos auf die spezielle deutsche Situation transferierbar und bieten gute Ansätze und Anstöße, um sich der Herausforderung der Beforschung der Kundenmeinung stellen zu können. Von den verwendeten Fachtermini der quantitativen Forschung und der damit verknüpften Statistik sollte sich der Leser nicht abschrecken lassen, sondern sich mit Hilfe im Anhang aufgeführten Erklärungen der Begrifflichkeiten und weiterführender Fachliteratur in die Thematik vertiefen, damit er sich der marktwirtschaftlichen Herausforderung stellen kann.

Autorenverzeichnis

Robert A. Applebaum, M.S.W., Ph.D., ist Professor in der Abteilung Soziologie, Gerontologie und Anthropologie sowie Mitglied des Direktoriums des Scripps Gerontologie-Zentrums an der Miami University, Oxford, Ohio. Er war an der Entwicklung und Evaluierung von Qualitätssicherungssystemen und Reformen der Langzeitpflegesysteme in mehreren Bundesstaaten der USA beteiligt. Dr. Applebaum war Gastherausgeber einer Ausgabe der Fachzeitschrift *Generations* zum Thema Qualitätssicherung und hat zwei Bücher zur Langzeitpflege sowie zahlreiche Artikel und Monographien veröffentlicht. Er arbeitet als Rezensent für die Zeitschrift *The Gerontologist*, ist Mitglied der Public Policy Kommission der Amerikanischen Gerontologischen Gesellschaft, Vizevorsitzender deren Arbeitsgruppe Langzeitpflege und Vorsitzender der Abteilung Sozialforschung, Planung und Praxis. Dr. Applebaum promovierte an der University of Wisconsin-Madison und erwarb sein Diplom in Sozialarbeit (M.S.W.) an der Ohio State University.

Jane Karnes Straker, Ph.D., ist Director of Policy im Forschungsprojekt Langzeitpflege in Ohio am Scripps Gerontologie-Zentrum der Miami University, Oxford, Ohio. Seit der Aufnahme ihrer Tätigkeit an der Universität 1993 beschäftigt sie sich mit der angewandten Evaluierung der Langzeitpflegedienste und -programme im Bundesstaat Ohio. Sie leitete zahlreiche Projekte zur Gewinnung von Informationen über die Kundenzufriedenheit, an denen über 1500 Pflegeheimbewohner und zu Hause betreute Patienten teilnahmen. Zurzeit ist sie mit Projekten betraut, die nicht-zertifizierte häusliche Pflegedienste in Ohio im Hinblick auf die Verlässlichkeit der MSD-Daten und der verschiedenen Case-Mix-Indices untersuchen. Dabei sollen kosteneffektive Strategien zur Gewinnung von Kundeninformationen von zu Hause betreuten Patienten ermittelt werden. Dr. Straker absolvierte einen Diplom-Studiengang in Gerontologie an der Miami University und promovierte an der Northwestern University.

Scott Miyake Geron, Ph.D., ist Außerordentlicher Professor für Sozialpolitik und Forschung am Institut für Sozialarbeit der Boston University. Sein wissenschaftliches Interesse gilt der häuslichen Pflege und deren Management für Senioren, der Qualitätssicherung und Qualitätsbeurteilung sowie der sozialen Unterstützungsarbeit (Case Management). 1994-97 leitete er ein Projekt des Nationalen Instituts für Altersforschung zur Entwicklung eines Zufriedenheitsmessinstruments für gebrechliche alte Menschen, die zu Hause versorgt werden und soziale Unterstützung erhalten. Zurzeit arbeitet er mit mehreren Bundesstaaten und Programmen in den USA zur Einführung des Messinstrumentes zusammen. Vor kurzem hat er als Gastlektor eine Ausgabe der Fachzeitschrift *Generations* herausgegeben, die sich mit dem Thema Assessment aus der Sicht der Kunden beschäftigte. Dr. Geron diplomierte und promovierte an der University of Chicago. Anschließend arbeitete er zwei Jahre am Nationalen Langzeitpflege Resource Center des Instituts für Gesundheitswesen an der University of Minnesota.

Danksagung

Viele Personen haben zur Entstehung dieses Buches beigetragen. Cheryl Johnson und Betty Williamson haben Text und Tabellen den letzten Schliff verliehen. Unsere Kollegen am Scripps Gerontologie-Zentrum der Miami University und am Institut für Sozialarbeit der Boston University haben uns mit hilfreichen Kommentaren und Vorschlägen unterstützt. Hauptsächlich danken wir ihnen jedoch für den angenehmen und inspirierenden Arbeitsplatz, den sie uns zur Verfügung stellten. Während der letzten zehn Jahre, in denen wir uns intensiv mit der Messung der Zufriedenheit beschäftigt haben, mussten viele Kunden und Patienten eine Reihe von Fragen in vielen verschiedenen Datenerhebungsmethoden für uns beantworten. All diesen Personen möchten wir hier ausdrücklich für ihre Geduld und ihre Offenheit danken, durch die sie uns ermöglicht haben, ihre Meinungen zu erforschen. Wir hoffen, dass als Ergebnis unserer Arbeit den älteren Patienten eine bessere Pflege zuteil werden wird.

Wir widmen dieses Buch
Bennett, Joshua, Julia, Nicholas, Noah und Tessa,
die uns jeden Tag daran erinnern,
wie wichtig es ist zuzuhören.

Teil I

**Die Untersuchung der Kundenzufriedenheit:
Einführung und Methoden**

1. Woher kommt das verstärkte Interesse an der Kundenzufriedenheit?

In den letzten zehn Jahren ist das Interesse an der Kundenzufriedenheit in Bezug auf Produkte und Dienstleistungen ständig gewachsen. Ob kleine Dienstleistungsagenturen oder große Industrieunternehmen, alle sind an der Meinung ihrer Kunden über die produzierten Dienstleistungen oder Produkte interessiert. In vielen Restaurants, Hotels und Einzelhandelsgeschäften kann sich der Kunde Fragen und Untersuchungen zu den Produkten und Dienstleistungen kaum noch entziehen. Erhebungen über die Zufriedenheit der Kunden von Meister Proper, Uncle Ben und anderen berühmten Vertretern des Einzelhandels- und Dienstleistungssektors gehören mittlerweile zum Alltag. Vor nicht allzu langer Zeit haben nun auch Organisationen in der Gesundheits- und Langzeitpflege die Bedeutung des Kunden-Feedback erkannt. Doch trotz des gesteigerten Interesses am Kunden, äußern die Dienstleister immer wieder Bedenken und Ernüchterung darüber, dass ihnen kein geeignetes Instrumentarium zur exakten Messung der Kundenzufriedenheit zur Verfügung steht. Dieses Buch soll auf zahlreiche Anfragen Antworten zur erfolgreichen Beurteilung der Zufriedenheit von Gesundheits- und Langzeitpflegeempfängern geben.

1.1 Inhalt und Ziele

Das vorliegende Buch wendet sich an Personen, die sich mit Kunden-Feedback beschäftigen (müssen), sei es in der Ausbildung, der Praxis oder der Forschung, sowie an alle anderen interessierten Leser. Es entstand in Folge vieler Fragen und des verstärkten Interesses von Pflegeorganisationen und Studenten/Auszubildenden, die sich mit der Messung der Kundenzufriedenheit beschäftigten. Das Buch ist in zwei Teile aufgeteilt. Teil 1 liefert Hintergrundinformationen über die Beurteilung der Kundenzufriedenheit, wobei viele grundlegende Fragen in diesem ersten Abschnitt behandelt werden. Teil 2 beschäftigt sich in den verschiedenen Kapiteln mit Fragen zu speziellen Themen oder Bereichen, wie z.B. die häusliche

Pflege, Pflegeheime und betreutes Wohnen und mit verschiedenen Methoden zur Messung der Zufriedenheit mit der Gesundheitsversorgung. Im letzten Kapitel werden die Ergebnisse der Messung der Kundenzufriedenheit für die Gestaltung und Verbesserung der Dienstleistungen herangezogen.

Das Buch soll zur praktischen Anwendung dienen. Daher enthält es viele Beispiele für Fragen und Ansätze, die zur Messung der Kundenzufriedenheit herangezogen werden können. Es soll die Pflegeorganisationen unterstützen, die Fähigkeiten zu verbessern, die der Wahrnehmung der Kundenmeinungen bezüglich des geleisteten Services dienen, und die gewonnenen Informationen zur Verbesserung der Versorgung zu verwenden. Zweifellos müssen Qualitätsbestrebungen Informationen von Kunden beinhalten. Dies bedeutet, dass es sowohl des Engagements bedarf, die Meinung der Kunden zu hören, als auch das Wissen darüber zu erlangen, wie die Kunden anschließend am besten zu versorgen sind. Ziel dieses Buches ist es, das Wissen zur Umsetzung der Ergebnisse beizusteuern. Wenn jedoch die jeweiligen Pflegeorganisationen und das Personal nicht an der Meinung ihrer Kunden interessiert sind, ist dieses Wissen bedeutungslos.

Es ist eine Herausforderung, Kollegen dazu zu bewegen, das eigene Engagement hinsichtlich des Kunden-Feedback zu teilen. Wir Forscher haben unser Engagement in diesem Bereich nicht deshalb entwickelt, weil andere uns auf die enorme Bedeutung hingewiesen haben, sondern weil wir Zugang zu Kundeninformationen haben. Sofern das Personal die Möglichkeit hat, Pflegeprogramme mit den Augen der Kunden zu sehen, und diese auch anhand des erhaltenen Feedbacks zu modifizieren, wird die Notwendigkeit der Kundenanalysen in der Regel auch erkannt. Zunächst ist es jedoch häufig schwierig, Organisationen dazu zu bewegen, Mittel für solche Untersuchungen zur Verfügung zu stellen. Die Organisationen haben begrenzte finanzielle und personelle Ressourcen, und daher gerät die Bereitstellung von Personal und Geld für Forschungszwecke mit der eigentlichen Aufgabe der Pflegedienste – nämlich Pflege zu leisten – in Konflikt. Verfechter der Kundenzufriedenheit und der Qualitätsverbesserung sind daher angehalten, Beispiele zu liefern, die unmissverständlich zeigen, dass die Bereiche Kundenbeurteilung, Qualität und Dienstleistung nicht zu trennen sind. Die Autoren hoffen, dass Pflegeorganisationen und Forscher gleichermaßen erfolgreiche Ergebnisse erzielen, wenn sie sich auf solche Projekte einlassen.

1.2 Die Messung der Zufriedenheit – ist das wirklich nötig?

Die Entdeckung (bzw. Wiederentdeckung) der Kundenorientierung auf dem Gebiet der Gesundheits- und Langzeitpflege ist auf vier wichtige Gründe zurückzuführen:

1. die Steigerung des Wettbewerbs zwischen Gesundheits- und Langzeitpflegeeinrichtungen, insbesondere als Folge von Managed Care und anderen führenden Finanzierungssystemen
2. ein gesteigertes öffentliches Interesse am Kunden, darunter auch die Verpflichtung der Dienstleister und der Regierung, Daten zu Versorgungsleistungen zu veröffentlichen
3. ein wachsendes Kundenengagement, gefördert durch Interessenvertreter von kranken und behinderten Menschen, die bezeugen, dass Unabhängigkeit und individuelle Entscheidungsfreiheit wesentliche Elemente einer guten Versorgung sind
4. der immer beliebter werdende Bereich des Total Quality Management (TQM), der die Bedeutung der Kunden bei Qualitätsverbesserungsbestrebungen unterstreicht.

All diese Faktoren zusammen erzeugen ein beträchtliches Interesse an der Gewinnung von Kundeninformationen.

Die Wettbewerbssteigerung im Bereich der Gesundheits- und Langzeitpflege kennzeichnete die neunziger Jahre des letzten Jahrhunderts. Als Folge der kontinuierlich wachsenden Ausgaben in der Gesundheits- und Langzeitpflege dominieren die politischen Diskussionen heute die Bestrebungen zur Kostensteuerung dieser Bereiche. Veränderungen im Erstattungssystem und die Ausweitung von Managed Care haben sich als Antwort auf die Eskalation der Kosten entwickelt. Die offensichtlichste Entwicklung im Erstattungsbereich war die Verschiebung des leistungsorientierten bzw. retrospektiven Finanzierungssystems, welches die Leistungserbringer nach Erbringen der Leistung bezahlte, hin zum 1983 eingeführten sogenannten prospektiven Krankenhaus-Versicherungsprogramm «Medicare», welches pro Diagnose bestimmte Kosten übernimmt, unabhängig vom tatsächlichen Kostenaufwand für jeden individuellen Fall. Dieses System bietet den Krankenhäusern einen wirtschaftlichen Anreiz, die Länge des stationären Aufenthaltes für Patienten zu reduzieren. Seit Einführung des Systems im Jahr 1983 reduzierte sich die Aufenthaltsdauer in den Kliniken um drei Tage (amerikanischer Bundesrechnungshof, 1996). Während die Krankenhäuser also ihre Bettenbelegung möglichst ausgeschöpft sehen möchten, gibt es gleichzeitig den Anreiz, Patienten möglichst schnell wieder zu entlassen, um dadurch geringere Belegungsraten zu erzielen. Dieses Anreizsystem hat zu einer paradoxen Situation geführt, in der Krankenhäuser heftig um Patienten kämpfen, nur um sie anschließend möglichst schnell wieder zu entlassen.

Eine damit verbundene Entwicklung ist die Ausweitung der so genannten Managed Care. Es gibt zwar viele verschiedene Definitionen und Ausprägungen von Managed Care, den allermeisten ist jedoch gemeinsam, dass Mitglieder bzw. Patienten einen bestimmten Betrag pro Jahr für ein Versorgungsprogramm bezahlen, und als Gegenleistung Anspruch auf eine bestimmte Auswahl an Versorgungsleistungen erhalten. Für ältere Menschen erhält der Leistungserbringer im Rahmen des Medicare-Programms meist den staatlichen Medicare-Anteil plus den Prämienbetrag. Als zusätzliche Leistung bieten viele Programme Zahnersatz, Brillen oder verschreibungspflichtige Medikamente an; die Langzeitpflege ist jedoch nicht abgedeckt. Der Wettbewerb hinsichtlich der Gewinnung von Neukunden und des Erhalts der Kundentreue ist groß. Aus der wirschaftlichen Perspektive sind hohe Anmeldezahlen wichtig zur Sicherung der Liquidität. Neuere Studien zeigen, dass die Neuaufnahme eines Mitglieds bei Managed-Care-Versicherungen etwa 1000 US-Dollar kostet. Eine hohe Fluktuation ist teuer, und Anbieter von Managed Care sind daher äußerst bestrebt, ihre Kunden zufrieden zu stellen. Darüber hinaus sind Informationen über positive Kundenreaktionen für jeden erhältlich und unterstützen daher potenzielle Kunden bei ihrer Entscheidung für ein bestimmtes Versorgungsprogramm. Diese beiden genannten Faktoren haben die Motivation zur Messung der Kundenzufriedenheit vieler Managed-Care-Versicherungen erheblich gesteigert. Die Finanzierung anderer Versorgungsbereiche, wie beispielsweise ärztliche Leistungen, häusliche Pflege und Pflegeheime, wurde bereits oder wird gerade für das Manged-Care-System umgestaltet.

Anregungen, die Menschen nicht in teuren Akutkrankenhäusern oder anderen öffentlichen Pflegeeinrichtungen zu betreuen, hatten enorme Auswirkungen auf die ambulante Pflege und die Gemeindepflege. In den letzten zehn Jahren haben die Möglichkeiten der Langzeitpflege für ältere Menschen mit chronischen Leiden erheblich zugenommen. Die ambulante häusliche Pflege, finanziert durch Medicaid, Medicare und Steuergelder des Staates, hat sich ebenfalls zu einem großen Wirtschaftszweig entwickelt. Das Konzept des betreuten Wohnens ist mittlerweile sehr beliebt, wobei zahlreiche private Träger als Motor für eine weitere Verbreitung in alle Bundesstaaten der USA fungieren. Die Zunahme weiterer ambulanter Pflegedienste und Betreuungsmöglichkeiten wie beispielsweise Tagesheime für Erwachsene, allgemeine Erwachsenenbetreuung und Vertretungsbetreuung zeigt, dass es heute bedeutend mehr Versorgungsmöglichkeiten gibt als noch vor zehn Jahren.

In den Krankenhäusern und Pflegeeinrichtungen befindet sich die Langzeitpflege ebenfalls im Wandel. Durch das prospektive Krankenhaus-Versicherungssystem und andere Managed-Care-Initiativen werden Pflegeheime immer häufiger für Kurzzeitpflege und Rehabilitationsmaßnahmen genutzt. Eine neue Studie aus dem amerikanischen Bundesstaat Ohio belegt beispielsweise, dass 47 % der aufgenommenen Patientinnen und Patienten nach drei Monaten bereits wieder entlassen und dass mehr als 60 % nach sechs Monaten wieder zu Hause waren (Mehdizadeh et al., 1996). Dieser Anstieg an Kurzzeitaufenthalten und die gleichzeitige Zunahme an Möglichkeiten für die Langzeitpflege führte dazu, dass die Belegungszahlen der Pflegeheime in den USA von 91,8 % im Jahr 1985 auf 87,4 %

im Jahr 1995 sank (Strahan, 19997). Dadurch entsteht für die Leistungserbringer ein immer größerer Druck, die Wünsche und Bedürfnisse ihrer Kunden genau zu kennen.

Das Kunden-Zeitalter hat sich bereits fast überall durchgesetzt, angefangen bei der Popularität von Verbrauchermagazinen und den «Nader's Raiders», über unzählige Kunden-Hotlines, bis hin zu dem Vorhaben der Regierung, Daten über Gesundheitserfolge der einzelnen Kliniken und Health Management Organizations (HMOs) zu veröffentlichen. Langsam setzt sich die Erkenntnis durch, dass Kunden in der Gesundheits- und der Langzeitpflege ein Recht auf Meinungsäußerung haben und ihre Meinung auch gehört werden sollte. Darüber hinaus steht ihnen ebenfalls ein Recht auf Information über die Qualität der erhaltenen Dienstleistungen und Produkte zu.

Dass Informationen für Kunden wichtig sind, um sich richtig entscheiden zu können, ist nicht neu. So gibt es in den USA beispielsweise den *Mobil Travel Guide*, einen Leitfaden für einen erholsamen Familienurlaub, bereits seit 1958. Im Bereich der Gesundheits- und Langzeitpflege stehen Kunden jedoch äußerst selten ausreichende Informationen zur Verfügung (Geron, 1991). Aktivitäten in diese Richtung stellen im Vergleich zu früheren Zeiten, in denen Gesundheits- und Langzeitpflegedienste sich nur sehr wenige Gedanken über die Information ihrer Kunden machten, sozusagen eine 180-Grad-Wende dar. Man pflegte früher das so genannte traditionelle «Expertenmodell», wobei sich der Kunde bzw. Patient auf Ärzte und Pflegepersonal bei der Verordnung von notwendigen Maßnahmen verlassen musste. Informationen über die Qualität der Versorgung bzw. Pflege standen den Patienten nicht zur Verfügung; sie wurden nur an Fachleute ausgehändigt. Der Kunde musste sich darauf verlassen, dass ihm Gesundheits- und Pflegedienste die notwendigen Informationen zukommen ließen.

In diesem traditionellen System wurden auch Informationen von Kunden über die Qualität der geleisteten Versorgung nicht als wichtig erachtet. In der Fachwelt dominierte die Meinung, dass die professionell Pflegenden weitaus besser in der Lage seien, Qualität beurteilen zu können. Die medizinischen Aspekte bei einigen Pflegemaßnahmen, die Gebrechlichkeit der Patienten und die Meinung, dass ältere Menschen (insbesondere Kranke und Geschädigte) gar nicht selbst für ihre Pflege verantwortlich sein wollten, ließen ein System entstehen, in dem der Patient selbst häufig ignoriert wurde.

Seit dieser Zeit hat sich die Situation in der Gesundheitsversorgung stark gewandelt und die enorme Bedeutung der Kundenzufriedenheit wurde erkannt. Eine vor kurzem veröffentlichte, in Managed-Care-Organisationen und Kliniken durchgeführte Studie berichtet, dass beinahe überall Erhebungen zur Kundenzufriedenheit durchgeführt werden. Etwa 33 % dieser Erhebungen werden von externen Firmen durchgeführt, die verbleibenden 67 % werden von den Einrichtungen selbst angestellt. Wie wichtig die Beurteilung der Zufriedenheit ist zeigt sich an den ständig wachsenden Zufriedenheitsmessungen in privaten Unternehmen. Mehr als 60 % der Fortune-500-Unternehmen gaben an, ihre Kunden über deren Zufriedenheit mit der Gesundheitsversorgung zu befragen. Die Kosten für diese Befragungen werden durch die Unternehmensgewinne abgedeckt. Weitere 21 % berichteten, dass die Absicht besteht, solche Informationen in Zukunft zu sammeln (Zimmerman, Zimmerman & Lund, 1996).

Die Tatsache, dass Kunden immer unabhängiger werden, trägt als weiterer wichtiger Faktor zur Bedeutung der Zufriedenheitsmessung bei. Sowohl bei der Gesundheits- als auch bei der Langzeitpflege wird langsam erkannt, wie wichtig die Wahlmöglichkeit und Entscheidungsfreiheit der Kunden für den Erfolg der Pflege ist. Eine Pflege, bei der der Arzt bisher überwiegend für die Versorgung verantwortlich war, und bei Langzeitpflege, die ihre Wurzeln im Armenhaus hat (Holstein und Cole, 1996), stand lange Zeit nur die Gesundheit und die Sicherheit im Vordergrund. Mit der Zunahme der Versorgungsalternativen außerhalb der traditionellen Institutionen für kranke und behinderte Menschen steigerte sich jedoch auch das Interesse, Kunden eine größere Auswahlmöglichkeit und Unabhängigkeit zu bieten. Rechtsanwälte und behinderte Menschen an der Spitze der Bewegung «Unabhängiges Wohnen und Leben» betonten immer wieder, dass Wahlmöglichkeiten und Autonomie die wichtigsten Werte in einem System der Langzeitpflege sein müssten. Und bei einer solchen Einstellung kann Qualität nur erreicht werden, wenn sich die Leistungserbringer auf ihre Kunden einlassen und deren Wünsche und Bedürfnisse entsprechend berücksichtigen.

Wahlmöglichkeit für den Kunden bedingt, dass er mehr Einfluss auf die Art der Pflege und auf die Person bzw. Institution, die ihn versorgt, hat. Aus dieser Perspektive kommt der Wahlmöglichkeit für den Kunden ein hoher Stellenwert zu. Gesundheit und Sicherheit - die beiden Hauptanliegen in der institutionellen Pflege – sind Faktoren, die beim Entscheidungsprozess eine große Rolle spielen. Im Langzeitpflegesystem sollten sie jedoch nicht allein ausschlaggebend sein. Die Erhaltung von Gesundheit und Sicherheit der Patienten sowie die Ausweitung der Wahlmöglichkeit für Patienten und deren Unabhängigkeit sind zwei Wertsysteme, die sich in ihrer Ausrichtung auf die Pflege nicht immer ergänzen, im Gegenteil, sie können sich sogar widersprechen. So müssen die Bestrebungen einer Regulierung der Pflegequalität vielleicht sogar zwischen dem Wunsch der Patienten nach Wahlmöglichkeiten und dem Wunsch der Gesellschaft nach Sicherheit vermitteln. Wenn dieses Dilemma gelöst werden soll, ist die Meinung der Patienten über die erhaltene Betreuung und Versorgung unerlässlich.

Hinter dem Begriff Total Quality Management (TQM) oder dem der ständigen Qualitätsverbesserung (Continuous Quality Improvement, CQI) verbirgt sich eine Maßnahme, durch die mit Hilfe der Statistik die Qualität eines Produktes oder einer Dienstleistung gesteuert werden kann. Diese Maßnahme geht auf Dr. Edwards Deiming zurück, der sie nach dem zweiten Weltkrieg in Japan entwickelte.

Sein Anliegen war, die Automobilproduktion und andere Produktionszweige für Hightechprodukte zu verbessern – zunächst in Japan und später in den USA und anderen Ländern der Welt. Die Maßnahme beruht auf der Annahme, dass finanzielle und personelle Mittel, die in Unternehmen für die Inspektion und Nacharbeit von fehlerhaften Produkten aufgewendet werden, besser dafür genutzt werden sollten, das Produkt von Anfang an korrekt herzustellen. Damit würden die Unternehmen höhere Qualität mit geringeren Kosten erzielen. Das bekannte Buch von Crosby zu diesem Thema, mit dem Titel *Quality is Free* (1979), beruht auf dieser These.

In unseren aktuellsten Studien haben wir versucht, diese Konzepte auf die Gesundheits-, die Gemeinde- und die Langzeitpflegedienste anzuwenden. Da bei der Messung der Kundenzufriedenheit das oberste Ziel eine Verbesserung der Pflegequalität ist, glauben wir, dass es wichtig ist, die Kundenzufriedenheit als Teil des Gesamtmodells der Qualitätsverbesserung zu sehen. Ausgehend von unseren Erfahrungen mit Qualitätsmanagement haben wir fünf wichtige TQM-Prinzipien festgelegt, die Unternehmen und Organisationen in ihrem Bestreben nach Qualitätsverbesserung für den Kunden beachten müssen:

1. Die Kunden müssen bekannt sein.
2. Die Meinung der Kunden zählt.
3. Information ist außerordentlich wichtig für eine solide Entscheidungsfindung.
4. Die Gruppe ist klüger als der Einzelne.
5. Suboptimierung ist die besondere Herausforderung für Organisationen.

1.3 Prinzip Nr. 1: Die Kunden müssen bekannt sein

Die erste Frage, die man sich als Anbieter von Waren oder Dienstleistungen stellen muss, lautet: Wer sind meine Kunden? Im Qualitätsmanagement wird immer wieder darauf hingewiesen, dass Organisationen erkennen müssen, dass sie verschiedene Kundengruppen zu betreuen haben. Kunden oder Verbraucher lassen sich in primäre und sekundäre Kundengruppen einteilen, sie können interne oder externe Kunden sein. In der Gemeindepflege etwa wären primäre Kunden die Patienten und sekundäre Kunden in einem öffentlich finanzierten Programm die Versicherer oder die Versicherungsaufsicht. Interne Kunden wären Angestellte des Pflegedienstes, die wiederum Dienstleistungen von anderen Angestellten innerhalb der Organisation für die Verrichtung ihrer Arbeit erhalten. Externe Kunden können in der Gemeindepflege beispielsweise Patienten, Familienangehörige, Versicherungen, Steuerzahler und Versicherungsaufsichtsbehörden sein. Zu beachten ist dabei, dass nicht alle Kundengruppen dieselben Bedürfnisse oder Forderungen haben. In der Gemeindepflege können die Erwartungen an die Dienstleistung je nach Kundenart – Patient, Versicherung oder Aufsichtsbehörde – sehr unterschiedlich sein.

Im Qualitätsmanagement wird ebenfalls erkannt, dass Kunden nicht immer dieselben Ziele haben. In der Langzeitpflege kommt es sehr häufig vor, dass sich eher die Familienangehörigen mehr Pflegezeit wünschen als die Patienten selbst. Das liegt daran, weil sich Angehörige in der Regel mehr Sorgen um Gesundheit und Sicherheit der Patienten machen, diese selbst jedoch lieber ihre Privatsphäre und Unabhängigkeit zu Hause schützen möchten. Konflikte zwischen den verschiedenen Kundengruppen sind normal und müssen erkannt werden. Organisationen müssen Entscheidungen darüber treffen, wie diese Konflikte zu lösen sind. Doch dazu müssen sie zunächst darüber informiert sein, dass es solche Konflikte gibt.

Zur Lösung solcher Kundenkonflikte sind Maßnahmen aus professioneller Hand notwendig, welche die Bedürfnisse der verschiedenen Kundengruppen auszugleichen versucht. Vor einigen Jahren gab es zum Beispiel an einer amerikanischen Universität einen solchen Konflikt. Die Studierendenvertretung hatte vorgeschlagen, in den Schlafräumen der Studierenden Kondomautomaten aufzustellen, um ein sicheres Gesundheitsverhalten zu fördern. Der Vorschlag wurde von der Führungsebene der Studierendenvertretung, der Wohnheimverwaltung und dem Studenten-Gesundheitsdienst sowie vom Fakultätsrat der Universität genehmigt. Danach wurde er dem Präsidenten der Universität zur abschließenden Genehmigung vorgelegt, und dieser legte sein Veto ein. Warum wohl? Die Universität hat eine Vielzahl von «Kunden», darunter die Studierenden, deren Eltern (die in der Regel die Studiengebühren zahlen), die staatliche Gesetzgebung (die den Universitäten Geldmittel zur Verfügung stellt), ehemalige Studenten und zukünftige Arbeitgeber. Während die Kundengruppe der Studierenden den Vorschlag begeistert unterstützte, legte der Präsident sein Veto ein, da er die Bedürfnisse der Eltern und des Gesetzgebers – nämlich die Gewissheit, dass den Studierenden keine Hilfsmittel zum Sex zur Verfügung gestellt würden – wichtiger einschätzte als die Bedürfnisse der Studierenden – eine bequeme Bezugsquelle für Kondome zu erhalten. In diesem Beispiel ist die Organisation nicht auf ihre Primärkunden eingegangen.

1.4 Prinzip Nr. 2: Die Meinung der Kunden zählt

Nachdem nun die verschiedenen Kundengruppen festgelegt wurden, muss im zweiten Schritt die Meinung der Kunden berücksichtigt werden. In der Vergangenheit hörte man in der Gesundheits- und Langzeitpflege den Patienten nicht gerade aufmerksam zu. In vielen Gesundheitsprogrammen gab es praktisch keinerlei systematische Ansätze, um die Patienten nach ihrer Meinung zur Pflege zu befragen. Auch bei der Qualitätssicherung oder bei Regulierungsmaßnahmen wurden die Patienten weitgehend ignoriert. In den siebziger und achtziger Jahren sollte beispielsweise die Qualität von Pflegeheimen sichergestellt werden. Dazu entwickelten die Bund- und Länderregierungen komplexe Erhebungsinstrumente zur Beurteilung der Qualität. Ein Team von fünf bis zehn Gutachtern besuchte ein Pflegeheim für ein bis zwei Wochen und untersuchte dort die Qualität der Pflege. Vor der neuesten Pflegeheimreform, die 1990 in Kraft trat, war in einer solchen Erhebung jedoch nicht vorgesehen, dass die Gutachter mit den Pflegeheimbewohnern sprachen. In gleicher Weise verliefen auch groß angelegte Untersuchungen zur Beurteilung der Gesundheitsversorgung.

Jeder von uns ist Verbraucher und Kunde und weiß wie wichtig es ist, die eigene Zufriedenheit bzw. Unzufriedenheit über die Qualität von Dienstleistungen zu äußern. Wie kann der Kunde aber dann in einem solchen Prozess ignoriert werden? Bei der Gesundheits- und Langzeitpflege wird der Kunde bzw. Patient nicht berücksichtigt, da man lange davon ausging, dass er nicht kompetent sei, ein nützliches Feedback über die Qualität der Pflege zu geben. Wir glauben dagegen, dass die Meinung der Patienten äußerst wichtig ist, auch wenn bei der Pflege höchst anspruchsvolle fachliche Leistungen verrichtet werden. Die Patienten sind Empfänger der Pflege, und ihre Zufriedenheit oder Unzufriedenheit ist eine einzigartige Informationsquelle über die Qualität der Gesundheits- und Langzeitpflege. Die Meinung, dass Patienten nicht in der Lage seien, die Qualität der Pflege zu beurteilen, ist unter den professionell Pflegenden so beherrschend, dass es daraus resultierend kaum Erfahrungen mit der Messung der Patientenzufriedenheit gibt.

In Fortbildungsveranstaltungen, die von Mitarbeitern im Qualitätsmanagement der Produktions- und Elektronikindustrie durchgeführt wurden, wurde die Bedeutung der Kundenmeinung immer wieder hervorgehoben. Zu wissen, was Verbraucher wollen und was sie über ein Produkt oder eine Dienstleistung denken, ist unerlässlich für die Verbesserung der Qualität. Wie soll ein Programm verbessert werden, wenn man nicht weiß, wie diejenigen, die es nutzen, die Qualität und die Effektivität beurteilen? Ohne Informationen von Kunden/Patienten, werden die Bestrebungen nach qualitativ hochwertiger Pflege erfolglos bleiben.

1.5 Prinzip Nr. 3: Information ist außerordentlich wichtig für eine solide Entscheidungsfindung

Für ein gutes Qualitätsmanagement benötigen Organisationen aufschlussreiche Informationen, anhand derer Entscheidungen getroffen werden können. Das ist das oberste Prinzip. Viele Gesundheits- und Langzeitpflegedienste verfügen nur über sehr wenige Informationen bezüglich ihrer Kunden, und selbst solch grundlegende Daten wie demografische, gesundheitliche und funktionelle Merkmale stehen häufig nicht zur Verfügung. Andere Daten wie beispielsweise die Betreuungsdauer durch den Pflegedienst, Gründe für eine Vertragskündigung, Zeitspanne zwischen Anmeldung und Beginn der Versorgung, Art und Umfang der Versorgung usw. werden nicht gepflegt.

Das Qualitätsmanagement macht sich das so genannte Benchmarking als Verbesserungstechnik zu Nutzen. Benchmarking ist ein wichtiger Bestandteil in der Bewertungsforschung und verlangt, dass die Qualität von Produkten und Dienstleistungen über einen bestimmten Zeitraum gemessen wird. Solche Qualitätsmessungen können auch übergreifend in verschiedenen Unternehmen untersucht werden. Neuere Projekte zur Untersuchung der Leistungen in Pflegeheimen mit Hilfe standardisierter Informationen, die in einem Minimaldatenpaket gesammelt wurden, sind beispielhaft für einen solchen Ansatz. Sorgfältig zusammengestellte Daten über Kundenzufriedenheit, die über längere Zeit und in ähnlichen Organisationen gewonnen wurden, können ebenfalls als Bezugspunkt für die Qualität dienen.

1.6 Prinzip Nr. 4: Die Gruppe ist klüger als der Einzelne

Dieses Prinzip, obgleich bei Geschäftsführern und Führungskräften auf höchster Ebene nicht sehr beliebt, sagt aus, dass bei Problemlösungs- und Verbesserungsprozessen die Gruppe bessere Entscheidungen treffen wird als ein Einzelner. Vergleichbar hierzu ist das Konzept, dass alle Personen, die in den Pflegeprozess eingeschlossen sind, in die Überwachung, Beurteilung und Verbesserung des Prozesses einbezogen werden müssen. Das bedeutet, dass Informationen aus allen Ebenen der Organisation – vom Topmanagement bis zu den Pflegekräften vor Ort ausgetauscht werden müssen. Darüber hinaus besagt dieses Prinzip, dass Verbesserungsvorschläge durch Arbeitskomitees ausgearbeitet werden sollten, die sich aus Angestellten aller Organisationsebenen zusammensetzen. Informationen aus erster Hand von Patienten und Angestellten, die den direkten Kontakt zu den Patienten haben, ist ein wichtiger Faktor des Prinzips.

1.7 Prinzip Nr. 5: Suboptimierung ist die besondere Herausforderung für Organisationen

Der Begriff «Suboptimierung» wird zwar sehr selten benutzt, das Konzept ist jedoch in der Praxis gängig. Suboptimierung bedeutet, dass ein Bereich innerhalb einer Organisation seine Effizienz auf Kosten anderer Bereiche steigert. Das Ergebnis der Suboptimierung ist eine generelle Verschlechterung der Qualität im gesamten Unternehmen. Case-Management-Organisationen berichten z. B. häufig, dass die eigenen Einkaufsabteilungen stolz über die Kosteneinsparungen beim Kauf von Dienstleistungen sind. Dabei zeigt sich meist sehr schnell, dass andere Gelder zur Überwachung der qualitativ schlechteren Dienstleistungen verwendet werden müssen. Pflegeheime beklagen Probleme mit den Personalabteilungen, die für die Beschaffung von neuem Personal verantwortlich sind. Die Pflegeabteilungen müssen häufig feststellen, dass die neuen Mitarbeiter für die Positionen keine ausreichende Qualifikation oder Erfahrung mitbringen.

Bei der Qualitätsverbesserung wird betont, dass Organisationen nicht verschiedene Ziele verfolgen, sondern nur ein Ziel vor Augen haben sollten – eine qualitativ hochwertige Versorgung. Somit sollte auch jede Abteilung innerhalb einer Organisation dieses gemeinsame Ziel und nicht konkurrierende Ziele verfolgen. Und dabei, es sei noch einmal wiederholt, spielt der Patient eine wichtige Rolle. Das alle vereinende Ziel ist es, dem Patienten qualitativ gute Versorgung effektiv und effizient zukommen zu lassen. Zur Bestimmung der Erreichung dieses Ziels werden Informationen aus den verschiedensten Versorgungsbereichen benötigt. Dabei stellt die Beurteilung der Leistung durch den Patienten ein wichtiges Element dar. Auch wenn die Meinung des Patienten ein wichtiger Bestandteil für die Qualitätssicherung darstellt sei ausdrücklich betont, dass Qualitätsmanagement mehr als nur die Messung der Patientenzufriedenheit umfasst. Die Pflegeorganisationen müssen eine Strategie zur Qualitätsverbesserung entwickeln, zu der eine Reihe von Aufgaben und die Datengewinnung gehören. Ein wichtiger Bestandteil dieser Strategie werden sicherlich Patienteninformationen über die Qualität der Versorgung sein. Es müssen jedoch noch sehr viel mehr Daten in einem größeren Qualitätskontext erhoben werden.

1.8 Herausforderungen an das Messen der Kundenzufriedenheit

Trotz der Bedeutung, die der Kenntnisnahme der Kundenmeinungen zukommt, gibt es eine Reihe weiterer wichtiger Anforderungen an das Messen der Kundenzufriedenheit. Es sind auch die Ausbildung und Professionalität der Angestellten, die Verletzlichkeit und Gebrechlichkeit der Patienten sowie die Schwierigkeiten bei der Messung und der Erhebung von Daten zu berücksichtigen.

1.8.1 Ausbildung und Professionalität

Viele professionelle Pflegekräfte in der Gesundheits- und Langzeitpflege sind sehr gut ausgebildet und ihre Tätigkeiten erfordern höchste fachliche Fähigkeiten. Eine gute Berufsausbildung und Fachkenntnis sind wichtig. Dies kann sich jedoch manchmal mit dem Gedanken des Kunden-Feedbacks als unvereinbar darstellen. Viele professionell Pflegende glauben nämlich, dass Patienten nicht über ausreichendes fachliches Wissen verfügen, um adäquate Beurteilungen bezüglich der Qualität der Pflege abgeben zu können. Dies führt zu einer Haltung, in der die

Meinung der Patienten nicht erwünscht ist und auch nicht genügend respektiert wird. Folglich befragen viele Pflegeorganisationen ihre Kunden nicht über deren Meinung zur geleisteten Versorgung, oder sie befragen sie ohne echtes Interesse und Engagement. Diese äußerst ineffektive Strategie wird besonders bei älteren Menschen, also den Langzeitpflegeempfängern verfolgt. Die heute älteren Patienten haben sicher noch kein solch ausgeprägtes Konsumdenken wie die Babyboom-Generation, die in der Zukunft gepflegt werden muss. Das bedeutet für die Pflegedienste, dass – wenn ein wirkliches Interesse besteht – sie aktiv nach der Meinung ihrer Kunden fragen müssen.

1.8.2 Verletzlichkeit und Gebrechlichkeit der Patienten

Bei Pflegeempfängern, insbesondere im Langzeitpflegebereich, sind in den letzten zehn Jahren immer größere Gesundheitsschäden aufgetreten. Das liegt sowohl an der wachsenden Zahl sehr alter Menschen und an den Veränderungen in der Pflege, durch die Akutpflegemaßnahmen in den Langzeitpflegebereich verschoben wurden, als auch an dem größeren Angebot der Langzeitpflegemöglichkeiten. Gemeindepflege und betreutes Wohnen sind heute auch für schwerkranke Menschen eine akzeptierte Pflegemethode. Die Gebrechlichkeit und die Beeinträchtigung der Menschen schränken jedoch die Messung der Patientenzufriedenheit aus zwei Gründen ein:

1. Menschen mit schlechtem Gesundheitszustand sind schwieriger zu erreichen, und haben selbst möglicherweise Schwierigkeiten, Beurteilungsbogen über ihre Zufriedenheit auszufüllen (z. B. Menschen mit Hör-, Seh- oder Sprachstörungen).
2. Körperliche Gesundheit wirkt sich nachweislich auf die Beurteilung der Zufriedenheit aus. Daher geben Menschen mit stärkeren Beeinträchtigungen auch häufiger Unzufriedenheit an.

Auch kognitive Störungen der Patienten stellen Herausforderungen an das Messen der Zufriedenheit dar. Sowohl in den Kliniken als auch in der Gemeindepflege werden immer mehr Patienten betreut, die an irgendeiner Form von Demenz leiden. Dadurch wird es zunehmend schwieriger, Informationen direkt von den Patienten zu erhalten.

1.8.3 Gewinnung und Messung der Daten

Die Befragung der Patienten zur Qualität der Pflege ist eine schwierige Aufgabe. Gesundheits- und Langzeitpflege sind von Natur aus eine sehr persönliche Angelegenheit, weshalb auch jeder Patient unterschiedliche Erwartungen an die Art und die Qualität der Pflege haben wird. Tatsächlich hat die Pflege sowohl persönliche als auch technische Aspekte. Manchmal kann der Patient gar nicht wissen, ob die geleistete Pflege richtig und qualitativ gut ist. Manchmal will ein Patient auch gar keine «richtige» Pflege. Die Entwicklung angemessener und zuverlässiger Messinstrumente ist durch die Datengewinnung selbst doppelt kompliziert. Dabei müssen, wie oben beschrieben, sowohl die Gebrechlichkeit der Patienten berücksichtigt werden als auch Kosten- und Durchführungsfragen, welchen sich die Pflegeorganisationen gegenüber sehen. Die meisten Pflegedienste haben nur Erfahrung mit Versorgungsleistungen, nicht jedoch mit der Gewinnung von Forschungsdaten. Quälende Fragen nach dem wie, wer, was und wo lähmen die Messung der Patientenzufriedenheit. Man fragt sich, ob externes Personal zur Durchführung der Erhebungen eingesetzt, oder lieber eigenes Personal und eigene Instrumente verwendet werden sollten. Sollen die Daten schriftlich, telefonisch oder mittels persönlicher Befragungen erhoben werden? Wie viele Patienten sollen befragt werden, wie viel darf die Erhebung kosten und wie oft sollte sie durchgeführt werden? Zahlreiche technische Fragen stellen sich den Pflegediensten und den Forschern bei ihrem Vorhaben, die Patientenzufriedenheit zu ermitteln. In vielen Fällen sind sich Forscher bei den Antwortvorgaben nicht einig, wodurch die Entscheidung der Organisationen für die eine oder andere Methode nur noch schwieriger wird.

Dieses Buch soll Pflegeorganisationen und Forschern helfen, die Herausforderungen der Kundenbefragungen anzunehmen. Wir wissen alle, dass es zahlreiche Hindernisse auf dem Weg zum Erfolg gibt. Doch die Ergebnisse der Kundenbefragungen, und die daraus resultierenden Verbesserungen in der geleisteten Versorgung, bieten solche Vorteile, dass sie ein solches Projekt als wichtige unternehmerische Investition rechtfertigen.

2. Die Theorie der Kundenzufriedenheit

Laut Definition wird die Zufriedenheit der Kunden mit Dienstleistungen größtenteils durch die Art der zu beurteilenden Dienstleistung, des Versorgungsprogramms oder der Behandlung bestimmt. Die Zufriedenheit misst die emotionale Reaktion der Kunden auf eine Dienstleistung oder den Dienstleister. Viele Untersucher sind jedoch der Meinung, dass dies nur eine Seite der Zufriedenheit ausmacht, und dass das Gesamtgebilde «Kundenzufriedenheit» sehr viel mehr Aspekte beinhaltet. In diesem Kapitel wird die Theorie der Kundenzufriedenheit erläutert, die Vielschichtigkeit des Gesamtgebildes in der Langzeitpflege erklärt, die Bedeutung von Erwartungen bei der Messung der Zufriedenheit beleuchtet und die Beziehung zwischen Kundenzufriedenheit und Qualität der Leistungen dargelegt.

2.1 Die Theorie der Kundenzufriedenheit

Das Literaturangebot zum Thema Kundenzufriedenheit ist umfangreich, doch wird in der Langzeitpflege erstaunlich wenig über die psychologischen und kognitiven Prozesse diskutiert, die zu den Aussagen über die Zufriedenheit führen. Ein Großteil der theoretischen und praktischen Forschungsarbeit wurde auf dem Gebiet der Produktforschung und der Marketingforschung geleistet. Beide Forschungszweige sind stark daran interessiert, wie der Verbraucher die Qualität bzw. die Leistung von Produkten und Dienstleistungen beurteilt, und wie sich diese Beurteilungen auf das zukünftige Verbraucherverhalten auswirken (Yi, 1990). In dieser Literatur wird die Kundenzufriedenheit verschiedentlich als kognitive Einschätzung zwischen Erwartungen an eine Dienstleistung und tatsächlicher Erfahrung mit der Dienstleistung, als spontane oder emotionale Reaktion auf die empfangene Dienstleistung oder auch als Kombination aus beiden beschrieben (Davies u. Ware, 1988; Pascoe, 1983; Attkisson u. Zwick, 1982; Aharony u. Strasser, 1993). Das vorherrschende theoretische Modell der letzten zehn Jahre basiert auf dem so genannten «Modell der Erwartungsdiskrepanz» (Yi, 1990; Rust u. Oliver, 1994). Der Begriff ist zwar nicht besonders schön, dafür aber aussagekräftig.

In diesem Paradigma ergibt sich Zufriedenheit aus:

1. einer kognitiven Einschätzung der empfangenen Leistung oder der Qualität verschiedener Merkmale der Leistung, verglichen mit den Erwartungen an diese Merkmale
2. einer spontanen Reaktion auf diese Beurteilung.

Zufriedenheit (bzw. Unzufriedenheit) mit einer Leistung entsteht bei einer Diskrepanz zwischen Erwartung und tatsächlicher Leistung. Zufrieden ist der Kunde, wenn die tatsächliche Leistung seine Erwartungen übertrifft, unzufrieden, wenn seine Erfahrungen mit einer Leistung hinter den Erwartungen zurückbleiben.

Abbildung 2-1 zeigt ein Denkmodell der Kundenzufriedenheit. Generell ist sich die Fachwelt über die einzelnen Bestandteile des Modells einig. Über die Richtung der gegenseitigen Auswirkung einzelner Komponenten wird jedoch teilweise heftig diskutiert. Pascoe (1983) und andere Autoren weisen beispielsweise darauf hin, dass emotionale Antworten auch auf unmittelbaren Reaktionen der Kunden auf ein Produkt oder eine Leistung basieren können. Andere beschreiben, dass Erwartungen die Zufriedenheit direkt beeinflussen. Mit der weiteren Erforschung der Kundenzufriedenheit werden zukünftig noch komplexere Modelle entwickelt werden. Untersucher haben z. B. eine Variante vorgeschlagen, bei der Zufriedenheit bei auftretender Erwartungsdiskrepanz eine Funktion der empfundenen Qualität und Diskrepanz, und bei nicht auftretender Erwartungsdiskrepanz eine Funktion der Erwartungen ist (Anderson u. Fornell, 1994).

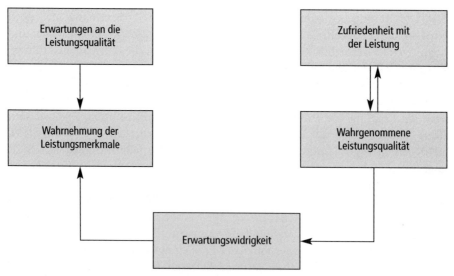

Abbildung 2-1: Denkmodell der Kundenzufriedenheit

In einer ähnlichen Fragestellung wird behandelt, wie gut sich das Modell zur Messung der Kundenzufriedenheit in der Langzeitpflege, die ja über einen längeren Zeitraum geleistet wird, anwenden lässt. Das «Modell der Erwartungsdiskrepanz» basiert ja auf einer einzigen Reaktion oder Erfahrung unmittelbar nach Erhalt des Produkts, auch wenn es die Untersucher so erweitert haben, dass eine langfristige Kundenbeurteilung von Leistungen möglich ist (Anderson u. Fornell, 1994). So wurde beispielsweise das Instrument SERVQUAL entwickelt, ein Messinstrument, bestehend aus mehreren Bestandteilen zur Messung von Qualität. Es versteht Qualität als ein kumulatives Konstrukt oder als generelle Beurteilung der Serviceleistung einer Firma (Parasuraman, Zeithaml u. Berry, 1985).

Aus diesem kurzen Ausflug in die Theorie der Kundenzufriedenheit gehen einige offensichtlich für die Messung der Kundenzufriedenheit in der Langzeitpflege wichtige Auswirkungen hervor. Da die Erfahrung der Kunden mit der Qualität einer Leistung oder eines Produktes so wichtig ist, liegt es nahe, dass ein Instrument zur Messung der Zufriedenheit mit den Langzeitpflegediensten diejenigen Merkmale oder Dimensionen der Langzeitpflege beinhalten muss, die der Kunde als wichtig erachtet. Darüber hinaus spielen aber auch Erwartungen eine ganz große Rolle, denn Erwartungen sind ein wichtiger Vorläufer der Zufriedenheit. Die Zufriedenheit wird als Grundlinie festgelegt und die erhaltene Leistung qualitativ daran gemessen. Außerdem haben Erwartungen einen unabhängigen und direkten Einfluss auf die Zufriedenheit. Wie nun die Dimensionen der Langzeitpflege und der Kundenerwartungen festgelegt werden, lesen Sie in den nächsten beiden Abschnitten.

2.2 Die Dimensionen der Zufriedenheit

Ein ansehnlicher Teil der Pflegeforschung untersuchte die Patientenzufriedenheit mit der ärztlichen Versorgung und der Akutversorgung. Frühe Untersuchungen der Dimensionen der Patientenzufriedenheit zeigen, dass die Kundenzufriedenheit in der Pflege ein vielschichtiges Gebilde ist. In einer solchen Untersuchung prüften Ware, Davies-Avery und Stewart (1978) mehr als 100 Studien über Patientenzufriedenheit und fanden dabei die folgenden wichtigsten Dimensionen in den verfügbaren Erhebungsinstrumenten enthalten: zwischenmenschlicher Kontakt mit dem Dienstleister, fachliche Qualität der Pflege, bequemer Zugang, Kosten, Einrichtung und Ausstattung, Verfügbarkeit, Kontinuität sowie Wirksamkeit bzw. Erfolg der Pflege. Andere Forscher fanden ebenfalls heraus, dass für die Patientenzufriedenheit fachliche und zwischenmenschliche Aspekte bei der Versorgung, Zugang und Kontinuität der Pflege sowie Einrichtung und Ausstattung eine Rolle spielen (Cryns, Nichols, Katz , Calkins, 1989; Cleary, McNeil, 1988; Lebow, 1974). Im Allgemeinen herrscht jedoch nur geringes Einvernehmen über die Anzahl, Art oder Relation der

Dimensionen entweder in verschiedenen Pflegeeinrichtungen oder bei verschiedenen Pflegearten (z. B. Kliniken vs. HMOs, pflegerische Betreuung vs. ärztliche Betreuung) bzw. innerhalb einer Einrichtung oder einer Pflegeart. Darüber hinaus beeinflussen auch verschiedene methodische Ansätze die Antworten zur Zufriedenheit. So wurde z. B. nachgewiesen, dass unterschiedliche Begrifflichkeiten und Bemessungsansätze (also direkte vs. indirekte Bemessung) sehr unterschiedliche Zufriedenheitswerte bei den Patienten ergaben (Roberts, Pascoe und Attkisson, 1983).

Die Anwendung dieser Ergebnisse auf die Langzeitpflege ist mit großem Vorbehalt zu betrachten. Die durchgeführten Pflegeforschungsprojekte im Bereich der Akutversorgung stellen keinen guten Leitfaden für die Zufriedenheitsmessungen in der Langzeitpflege dar. Langzeitpflege unterscheidet sich in vielerlei Hinsicht von der Akutversorgung oder der Praxisversorgung (Kane, Kale, Illston, Eustis, 1994). Im Vergleich zu einem zeitbegrenzten Arztbesuch oder einer akuten medizinischen Episode, ist die Zeitspanne bei der Langzeitpflege sehr viel länger, wenn nicht sogar von dauerndem Charakter. Die Gesundheitsprobleme eines Langzeitpflegeempfängers beinhalten alltägliche Lebenssituationen und sind meist nicht nur anhaltend, sondern auch sehr komplex. Da die Langzeitpflege eine lang andauernde oder sogar permanente Lebenssituation darstellt, muss die Lebensqualität des älteren Menschen ebenfalls beobachtet und beurteilt werden. Darüber hinaus ist die Versorgung, obwohl die Langzeitpflege manchmal sehr anspruchsvolle und hochentwickelte Technologie erfordert, eher «einfach», ohne viele technische Hilfsmittel, und wird zudem von schlecht ausgebildetem Personal ohne Kenntnisse der professionellen Pflegestandards durchgeführt.

Ein generelles Problem, das bei den aktuell verfügbaren Messungen der Patientenzufriedenheit auftaucht, ist das Fehlen präziser Definitionen für die Zufriedenheit mit den Langzeitpflegediensten. Da Begriffe wie «Zufriedenheit» oder «zufrieden» bei verschiedenen Menschen unterschiedliche Bedeutung haben (Gutek, 1978), ist das Einbeziehen der Patienten wichtig, um sicherzustellen, dass die Bemessung sämtliche Qualitätsdimensionen enthält, die von den Patienten als wichtig erachtet werden (Riley, Fortinsky und Coburn, 1992; Geron, 1998a). Leider basieren die meisten verfügbaren Studien auf der Sichtweise der Forscher oder der Dienstleister, und nicht auf denjenigen der älteren Pflegeempfänger. Genauso wichtig ist die Tatsache, dass – sofern die Patienten in die Entwicklung der Erhebungen mit einbezogen wurden – die Sicht von Minderheiten völlig ignoriert wurde. Dies wäre aber wichtig, um eine Bemessung zu erhalten, die alle Dimensionen der Zufriedenheit beurteilt, und zwar so wie die Patienten verschiedener Nationalität und Kultur die Qualität der Leistung sehen (Geron, 1998b; Jackson, 1989).

Ergebnisse verschiedener Studien über die Zufriedenheit gebrechlicher älterer Menschen mit der Gemeindepflege, die auf der von Patienten definierten Vorstellung von Kundenzufriedenheit basierten und die auch den Standpunkt ethnischer Minderheiten berücksichtigten, bestätigen, dass sich die Zufriedenheit mit Langzeitpflegediensten grundsätzlich von der Zufriedenheit mit der Akutversorgung unterscheidet (Geron, 1995). Analysen von Gruppendiskussionen mit Afroamerikanern, Lateinamerikanern und Menschen aus dem Kaukasus zeigen, dass die Zufriedenheit mit Langzeitpflegediensten ein komplexes und vielschichtiges Gebilde ist, das viele Dimensionen beinhaltet, die zwar ähnlich aber dennoch verschieden zu denjenigen sind, die häufig in der Literatur zur Patientenzufriedenheit mit akuter oder ärztlicher Versorgung genannt werden. Die Zufriedenheit mit Gemeindepflegediensten und allgemeinen Gesundheitsdiensten basiert auf der Beurteilung der fachlichen Kompetenz, der Verlässlichkeit und der zwischenmenschlichen Beziehung mit den Pflegenden. Faktoren wie Wahlmöglichkeit, Fürsprache für Pflegende und Angemessenheit des Dienstes – Themen, die in der Literatur zur Zufriedenheit in der Akutversorgung nicht berücksichtigt werden – wurden von Kunden der Gemeindepflege ebenfalls als wichtige Faktoren bei der Zufriedenheit mit den häuslichen Pflegediensten erachtet.

2.3 Erwartungen

Das «Modell der Erwartungsdiskrepanz» hebt hervor wie wichtig es ist, die Kundenerwartungen bei der Messung der Zufriedenheit zu verstehen. Laut Oliver (1981) sind «Erwartungen die durch den Kunden definierten Möglichkeiten von positiven und negativen Ereignissen bei einer bestimmten Verhaltensweise des Kunden». Erwartungen sind notwendige Voraussetzung für die Zufriedenheit und sie dienen als subjektiver Standard, an dem die empfundene Qualität der Leistung gemessen wird. Darüber hinaus haben sie einen unabhängigen und direkten Einfluss auf die Zufriedenheit.

Nicht alle Erwartungen sind jedoch identisch. Miller (1997), ein Forscher auf dem Gebiet der Kundenzufriedenheit, zeichnete als einer der Ersten eine Typologie der Erwartungen auf. Er unterschied zwischen idealen, minimalen, erwarteten und verdienten Erwartungen. Die ideale bzw. erwünschte Leistungsebene ist dabei diejenige, die den Erwartungen des Kunden an die Qualität entspricht, und sie dient als maximaler Standard. Dagegen stehen minimale Erwartungen an die Qualität für die niedrigste erwartete Ebene. Eine vorausgesagte oder erwartete Leistungsebene basiert auf dem Durchschnitt vergangener Erfahrungen und dem Vergleich der aktuellen Leistung mit der erwarteten. Bittet man den Kunden, Angemessenheit und Kosten bei der Einstufung der Qualität zu berücksichtigen, so wird die Ebene der verdienten Qualität als Maßstab angesetzt.

Wegen dieser Unterschiede bei den verschiedenen Erwartungstypen sind die meisten Forscher auf dem Gebiet der Kundenzufriedenheit der Meinung, dass es zur Messung der Zufriedenheit notwendig ist, den Erwartungstyp eines jeden Kunden bei der Beurteilung der Zufriedenheit festzulegen (Pascoe, 1983). Neben den individuellen Unterschieden können Erwartungen an die Pflege auch kulturell unterschiedlich sein (Sheer, Luborsky, 1991) und durch die Dauer und die Stufe der Pflege sowie andere Faktoren beeinflusst werden (Linder-Pelz, 1982; Rust, Oliver, 1994). Der Einfluss der Umgebung auf die Erwartungen des Pflegeempfängers kann besonders für ältere Menschen problematisch sein, die in Einrichtungen leben, in welchen eine «erlernte Abhängigkeit» die Erwartungen dahingehend verändert, dass unter Umständen unzureichende Pflege bei den Pflegeempfängern als zufriedenstellend angesehen wird (Geron, 1991).

Um einen gemeinsamen Standard zu erstellen, sollten Zufriedenheitsmessungen angeben, welcher Erwartungstyp eines Pflegeempfängers als Basis für die Beurteilung der Zufriedenheit zugrunde gelegt wird. Dabei ist besonders wichtig, dass der Standard klar und deutlich benannt wird. In der Langzeitpflege kann es schwierig werden, die Kunden zu bitten, erwartete oder vorausgesagte Qualität als Basis für ihre Beurteilung der tatsächlichen Leistung zu verwenden. Während die meisten Pflegeempfänger in Pflegeheimen oder in der Gemeindepflege, bevor sie selbst pflegebedürftig waren, keine Erfahrung mit dem Erhalt von Dienstleistungen in diesem Bereich hatten, haben doch alle selbst ähnliche Dienste bereits ausgeführt (z. B. baden, Essen reichen, ankleiden etc.) oder andere bei diesen Dienstleistungen beobachtet. Folke (1994) schreibt, dass frühere Erfahrungen – eine typische Basis für die Entwicklung von Erwartungen an zukünftige Leistungen – auf eigenen Erfahrungen des Kunden oder auf erzählten Erfahrungen von anderen basieren, und dass diese durch Berichte, Kommentare von anderen und durch das Erinnerungsvermögen beeinflusst werden können.

Einige Instrumente zielen speziell auf die Thematik der Erwartungen ab, wie z. B. das Instrument SERVQUAL (Parasuraman, Zeithaml, Berry, 1986). Es enthält im Fragebogen einen Erwartungsabschnitt, der auf dem Hintergrund eines idealen Unternehmens basiert, das exzellente Qualitätsleistung erbringt. Ein weiterer Abschnitt enthält Beurteilungen der tatsächlichen Leistung eines bestimmten Unternehmens. Dieses Instrument bewegt sich innerhalb des Standards der idealen Erwartungen und stellt einen beabsichtigten Vergleich zwischen der tatsächlichen und der idealen Leistung dar. In einigen Situationen kann die Beurteilung der Erwartungen vor der eigentlichen Befragung zur Zufriedenheit stattfinden, also bevor der Kunde die Dienstleistung überhaupt erhält. In vielen Fällen jedoch können die Erwartungen erst im Nachhinein festgelegt werden.

2.4 Zufriedenheit und Qualität

Der Begriff «Kundenzufriedenheit» wird häufig gleichbedeutend mit dem Terminus «Qualität» verwendet; doch es gibt entscheidende Unterschiede zwischen diesen beiden Begriffen. Zufriedenheitspunkte lassen sich nicht unbedingt in

Qualitätspunkte überführen, wie wir an folgendem Beispiel gut erkennen können. Stellen Sie sich zwei ähnliche Kundengruppen vor, die dieselbe Art einer Dienstleistung erhalten. Stellen Sie sich weiterhin vor, dass sich die beiden Gruppen in ihrer demografischen Struktur ähneln und auch ähnliche Erwartungen an die Qualität einer Dienstleistung haben. Wenn bei Anwendung eines gültigen und zuverlässigen Messinstrumentes zwischen den beiden Gruppen signifikante Unterschiede in der durchschnittlichen Zufriedenheit festgestellt werden, ist es dann vernünftig anzunehmen, dass die Qualität der Dienstleistung derjenigen Kunden, die größere Zufriedenheit angaben, besser war als die Qualität derjenigen, die geringere Zufriedenheit angaben? Dem ist nicht so, weil man deutlich zwischen der Beurteilung der Zufriedenheit und der Qualität der Dienstleistung unterscheiden muss.

Der wichtigste Unterschied besteht darin, dass Qualitätsdimensionen von Natur aus von der Art der Dienstleistung abhängig sind, die Zufriedenheitsmessung jedoch nicht. Die Qualitätsmessung muss sich auf einen wesentlichen Bestandteil der zu beurteilenden Dienstleistung beziehen. So kann die Qualität der Speisen in einem Restaurant beispielsweise durch die Untersuchung der technischen Qualität der Speisen beurteilt werden, also Frische der Zutaten, Vielfältigkeit der Speisekarte, Fähigkeiten des Koches bzw. der Köche bei der Zubereitung der Speisen, Temperatur der servierten Speisen etc. Es wäre unfair, die Qualität der Speisen am herrschenden Geräuschpegel im Restaurant, an der Wartezeit bis zum Servieren, an der Freundlichkeit des Personals und am Preis zu messen. Die Beurteilung der Zufriedenheit kann sich jedoch an jedem beliebigen Faktor orientieren, die dem Kunden wichtig erscheint, unerheblich davon ob er sich auf die Qualität bezieht oder nicht. Dazu gehören nicht nur die bereits oben genannten Faktoren, die sich nicht auf die Speisen beziehen, sondern auch solche, die vom Restaurant selbst überhaupt nicht beeinflusst werden können, wie z. B. Kriminalität im Stadtviertel, Geräuschbelästigung durch eine nahegelegene Baustelle oder teure Parkmöglichkeiten. Aus diesem Unterschied wird deutlich, dass es sich bei der Zufriedenheit um ein umfassenderes Konzept als bei der Qualität der Dienstleistung handelt, denn die Qualität ist nur eine Dimension, die vom Kunden bei der Beurteilung seiner Zufriedenheit berücksichtigt wird.

Ein weiterer wichtiger Unterschied zwischen Zufriedenheit und Qualität ist, dass Qualitätsurteile ohne eigene Erfahrungen abgegeben werden können, Beurteilungen der Zufriedenheit jedoch nicht. Sie beruhen eindeutig auf tatsächlichen Erfahrungswerten. Die Qualität vieler Produkte und Dienstleistungen kann aufgrund ihres Rufes oder anhand von Untersuchungsberichten in Zeitschriften beurteilt werden. Man kann sich beispielsweise durchaus ein Qualitätsurteil über Autos, Computer oder Hi-Fi-Anlagen bilden, indem man Beurteilungen in Verbrauchermagazinen oder Fachzeitschriften liest. Man kann jedoch nicht beurteilen, ob man mit einem Produkt oder einer Dienstleistung zufrieden oder unzufrieden ist, ohne es selbst ausprobiert oder erfahren zu haben.

Um zu unserem Beispiel zurückzukehren: schlechtere Zufriedenheitsbeurteilungen bedeuten nicht unbedingt, dass die Qualität der Leistung unzureichend ist. Es kann vermutet werden oder ist sogar wahrscheinlich, doch es ist keinesfalls sicher. Sicher ist nur, dass die Kunden des einen Anbieters mit derselben Leistung weniger zufrieden sind als die Kunden eines anderen Anbieters. Um feststellen zu können warum das so ist, müssen in beiden Unternehmen die geleisteten Dienste untersucht werden. Es kann durchaus sein, dass die weniger zufriedenen Kunden des einen Unternehmens tatsächlich dieselbe oder sogar bessere Qualität als die zufriedeneren Kunden des anderen Unternehmens erhalten, jedoch auf leistungsbeeinflussende Faktoren reagieren, die außerhalb der Einflussmöglichkeit des Anbieters liegen, z. B. die Fluktuationsrate des Personals und der Leistungserbringer, Probleme der Versorgung in ländlichen oder städtischen Gebieten usw. Abschließend sei angemerkt, dass die Kundenzufriedenheit mit einer Leistung ein Indikator, aber nur ein einziger Indikator für die Qualität der Leistung ist. Und umgekehrt gilt dasselbe: Die Qualität der Leistung ist nur ein Faktor bei der Beurteilung der Kundenzufriedenheit.

2.5 Zusammenfassung

In diesem Kapitel wurden die Theorie der Zufriedenheit sowie einige andere Faktoren, die bei der Messung der Zufriedenheit und der Interpretation von Zufriedenheitsmessungen wichtig sind, besprochen. Zufriedenheit beinhaltet einen Vergleich zwischen Erwartungen an Leistungsmerkmale und tatsächlich empfundene bzw. erfahrene Leistungsmerkmale. Dabei wird die Bedeutung, die der Verwendung von kundengerechten Vorstellungen von Zufriedenheit bei der Entwicklung von Zufriedenheitsinstrumenten zukommt, besonders herausgestrichen. Diese Definition von Zufriedenheit legt auch nahe, dass die öffentliche Meinung bei der Gestaltung der Antwortmöglichkeiten eine Rolle spielt, indem sie dem Kunden dazu verhilft, klare Erwartungen an eine Leistung zu entwickeln.

3. Verschiedene Ansätze zur Messung der Kundenzufriedenheit

Wenn Sie bis hierher gelesen haben, sind Sie wahrscheinlich davon überzeugt, dass die Gewinnung von Kundeninformationen eine wichtige Aufgabe ist, die jedoch nicht in jeder Situation gleich angegangen werden kann. Bei der Bewertung der Kundenzufriedenheit mit angebotenen Dienstleistungen verhält es sich wie mit dem Kochen - es gibt unzählige verschiedene Möglichkeiten, wobei alle zu mehr oder weniger unterschiedlichen Ergebnissen führen. In den nächsten beiden Kapiteln werden die Zutaten für das Grundrezept zur Beurteilung der Kundenzufriedenheit erläutert, so dass Sie in der Lage sein werden den Ansatz zu entwickeln, der am besten auf die Bedürfnisse und die Ressourcen in Ihrer Organisation abgestimmt ist. In diesem Kapitel wird aufgezeigt, welche Fragen Sie stellen sollten und es werden verschiedene Ansätze zur Datengewinnung herausgearbeitet. Kapitel 4 widmet sich der Auswahl geeigneter Kunden für eine Studie und der Untersuchung der Ergebnisse.

Wie bereits in Kapitel 1 aufgezeigt besteht der erste Schritt bei der Messung der Kundenzufriedenheit in der Festlegung, wer Ihre Kunden sind. Managed-Care-Organisationen, Versicherer, Arbeitgeber, die Versicherungen für ihre Angestellten erwerben, Regierungsbehörden, die Leistungen durch Medicare oder Medicaid kaufen, einzelne Kunden oder Bewohner von Pflegeeinrichtungen sowie deren Angehörige und Freunde - alle sind betroffen und können Aussagen über ihre Zufriedenheit mit den jeweiligen Leistungen machen.

Letztlich ist jedoch nur die Person von Interesse, die als primärer Kunde die Leistungen tatsächlich in Anspruch nimmt. Managed-Care-Organisationen und andere Versicherungsunternehmen wollen, dass ihre Kunden mit den Leistungen, die sie entsprechend der Gesundheitspläne erhalten, zufrieden sind. Arbeitgeber wollen zufriedene Angestellte. Leistungen für deren Gesundheit sind kostenintensiv und wenn Angestellte mit den Leistungen, die sie mit Hilfe dieser Aufwendungen erhalten, unzufrieden sind, sollten die Gelder besser für Verträge mit einem anderen Anbieter verwendet werden. Regierungsbehörden sehen neben den Kosten für die Leistung und den Ergebnissen der Versorgung zunehmend die Zufriedenheit der betreuten Personen als wichtigen Bestandteil einer qualitativ guten Versorgung. Familien möchten ihre Angehörigen gut versorgt wissen, doch ihre Zufriedenheit ist möglicherweise von anderen Faktoren abhängig als die Zufriedenheit der Pflegeempfänger selbst. Trotz der Einwände, dass Pflegeempfänger und Familienangehörige nicht genügend über die fachlichen Aspekte der Pflege Bescheid wissen, um qualifizierte Beurteilungen über die Qualität der Versorgung abgeben zu können, so wissen sie doch, wie sie die erhaltene Pflege empfinden. Deren Meinungen helfen den Dienstleistern, ihren Service zu verbessern und liefern Informationen für potenzielle Kunden, die sich zukünftig für diese Leistungen interessieren. Die Meinung der Kunden ist ein Faktor bei der Beurteilung der Qualität der Leistung, die durch Informationen von den Angestellten, Beratern und anderen, die fachliches Know-how einbringen, ergänzt werden kann. Die hier vorgestellten Strategien dienen der Messung der Zufriedenheit primärer Kunden, und in manchen Fällen auch der sekundären Kunden, wie z. B. Familienangehörige und Freunde. Wie diese Informationen genutzt werden, entscheiden letztendlich der Dienstleister, der Geldgeber oder andere Käufer der Leistungen.

Wie die Fragen gestellt, wie viele und welche Art Kunden befragt, und wie die Erkenntnisse verwendet werden sollen, sind letztendlich durch eine Reihe von Möglichkeiten aber auch Einschränkungen bestimmt. Von einer großen Kundengruppe gewonnene Daten ersetzen nicht die tatsächliche Beobachtung der Pflege oder das Gespräch mit einzelnen betroffenen Personen. Auf der anderen Seite ersetzen Einzelfälle auch nicht Informationen der breiten Masse. Manche Stimmen behaupten, dass alle Versuche, Informationen über solch subjektive Themen wie «Zufriedenheit» zu gewinnen, immer in Frustration enden werden. Erkennt man jedoch die Grenzen der einzelnen Strategien, dann ist man durchaus in der Lage realistisch zu entscheiden, welche Arten von Informationen aus den verschiedenen Ansätzen gewonnen werden können, und welche nicht.

3.1 Welche Fragen sollen an die Kunden gestellt werden?

Wie bereits oben erläutert umfasst die Zufriedenheit verschiedene Dimensionen, die für die einzelnen Kunden von unterschiedlicher Bedeutung sind. Die wichtigste Grundregel bei der Entscheidung, welche Bereiche der Zufriedenheit beurteilt werden sollen, besteht darin, dass Informationen direkt von den Kunden eingeholt werden müssen. Einzelne Kunden können sehr viel über die empfangenen Leistungen berichten – wie gut sie funktionieren und welche Aspekte sie dabei am meisten bzw. am wenigsten zufrieden stellen. Interessieren sich die Bewohner eines Pflegeheims beispielsweise nur wenig für den Hausbewohnerrat, so gibt ihre Zufriedenheit mit der Funktion dieses Rates nur wenig Auskunft über die allgemeine Zufriedenheit mit der Einrichtung. Sind den Bewohnern jedoch die Mahlzeiten sehr wichtig, so muss dieser Bereich in jedem Fall in die Beurteilung einfließen, um die Gesamtzufriedenheit mit der Einrichtung zu erfassen. Parkmöglichkeiten für Besucher sowie Besuchszeiten sind wahrscheinlich für die Heimbewohner nicht von Interesse, wohl aber für die Familienangehörigen. Meister und Boyle (1996) ermittelten Unterschiede in der Bedeutungsbeimessung verschiedener Bereiche in Bezug auf die Qualität der Versorgung bei gegenwärtigen Heimbewohnern, deren Familienangehörigen, den Familien von verstorbenen Bewohnern und dem Personal. Während das Personal und Familienangehörige bereits verstorbener Bewohner die zwischenmenschlichen Beziehungen als besonders wichtig für die Qualität der Versorgung beurteilten, bewerteten Angehörige der jetzigen Bewohner die technischen Aspekte der Versorgung als besonders wichtig und die Bewohner selbst beurteilten technische Pflegeaspekte, zwischenmenschliche Beziehungen sowie die Atmosphäre und Ausstattung der Einrichtung gleich stark. Um Ergebnisse einer solchen Zufriedenheitsmessung zur Verbesserung der Leistungen verwenden zu können, geben Informationen von verschiedenen Kundengruppen den besten Gesamteindruck der Versorgung wieder.

Eine Beurteilung der Kundenzufriedenheit muss sowohl objektive als auch subjektive Aspekte der Leistungen untersuchen. Dabei sind objektive Fragen als Qualitätsindikatoren sinnvoll, insbesondere wenn die beurteilten Bereiche in direktem Zusammenhang mit den Pflegeerfolgen stehen. Die technischen Aspekte der Pflege sind im Hinblick auf die Zufriedenheit oft nur von sekundärer Bedeutung, wenn zwischenmenschliche Beziehungen zwischen dem Leistungserbringer und dem Kunden sich wiederholt auf die Gesamtzufriedenheit mit den Leistungen auswirken. In vielen Studien werden subjektive Fragen wie beispielsweise: «Wie zufrieden sind Sie insgesamt mit den erhaltenen Leistungen?» oder «werden Sie respektvoll behandelt?» und objektive Fragen wie «ist das Pflegepersonal immer pünktlich?» miteinander kombiniert.

Klein angelegte Studien, in denen die Pflegesituation einiger weniger Personen gründlich untersucht wird, und groß angelegte Studien, bei denen sehr viele Personen mit denselben Fragen konfrontiert werden, liefern verständlicherweise unterschiedliche Informationen. Dabei hat jeder Ansatz seine Vorteile und ist für die verschiedenen Informationsarten richtig. Eine Kombination von klein und groß angelegten Studien liefert umfassende Informationen und beleuchtet gleichzeitig die unterschiedlichen Resultate, die bei der Anwendung von nur einer Möglichkeit erzielt werden (Reinharz, Rowles, 1988). Eine sinnvolle Messung der Kundenzufriedenheit wird daher am besten erzielt, wenn verschiedene Erhebungsstrategien verwendet werden. So können die Beschränkungen des einen Ansatzes durch den anderen kompensiert werden.

Einige Informationen über die Zufriedenheit können bereits durch eine systematische Untersuchung von Informationen aus anderen Quellen erlangt werden. So geben z. B. Sitzungsprotokolle des Hausbewohnerrats, Verbesserungsvorschläge, Beschwerdelisten sowie Berichte über bestimmte Ereignisse Auskunft darüber, in welchen Bereichen ihre Organisation Stärken aufweist und in welchen Bereichen Verbesserungen notwendig sind. Solche Informationen sind ein guter Ausgangspunkt für Überlegungen, welche Bereiche in eine Studie zur Kundenzufriedenheit eingeschlossen werden sollten.

3.2 Klein angelegte Studien zur Messung der Kundenzufriedenheit

Die im folgenden Abschnitt behandelten Studienansätze basieren im Allgemeinen auf der Gewinnung detaillierter Informationen von einigen wenigen Personen. Solche klein angelegten Studien, oft auch als «qualitative Methoden» bezeichnet, ermöglichen die Untersuchung der individuellen Gefühle der Kunden. Sie erforschen die Gründe, warum Kunden in einer bestimmten Weise reagieren, und ergründen die eigene Welt der Pflege- bzw. Versorgungsempfänger. Zur Ermittlung was es bedeutet, Pflegeempfänger zu sein, welche Bedeutung der Pflege und welche Wertigkeit verschiedenen Aspekten der Pflege beigemessen wird, eignen sich klein angelegte Studien am besten. Die Untersuchungen bei diesen klein angelegten Studien erfolgen anhand von Gruppenbefragungen, Beobachtungen und Einzelbefragungen. Zur Erforschung der Unterschiede zwischen verschiedenen ethnischen Gruppen und sozio-ökonomischen Schichten sind diese klein angelegten Studien ebenfalls gut geeignet.

3.2.1 Gruppenbefragungen

Bei der Untersuchung von umfassenden allgemeinen Fragen eignen sich zur Gewinnung von Informationen, besonders in finanzieller Hinsicht, am besten Gruppenbefragungen. Gruppenbefragungen mit älteren gebrechlichen Menschen sind dabei aufgrund vorliegender Behinderungen oder Gebrechlichkeiten der Teilnehmer eine besondere Herausforderung. Die Teilnehmerzahl sollte zwischen sieben und zehn liegen, so dass alle einander sehen und hören und so der Unterhaltung gut folgen können. Die Gruppengespräche sollten etwa eine Stunde dauern. Gerät das Gespräch jedoch aufgrund der Ermüdung der Teilnehmer häufig ins Stocken, muss die Gruppe eventuell verkleinert werden. Quine und Cameron (1995) schlagen bei gebrechlichen älteren Menschen eine Gesprächsdauer von 30–45 Minuten und eine Gruppengröße von höchstens fünf bis sechs Teilnehmern vor. Fallen infolge von Krankheit eine oder mehrere Personen bei einer Gesprächsrunde aus, sollten diese durch neue Teilnehmer ersetzt werden. Es ist außerdem auf komfortable Sitzgelegenheiten und einen ruhigen Raum für die Gesprächsrunde zu achten. Ältere bzw. gebrechliche Menschen sind häufig in ihrer Mobilität eingeschränkt, daher sollte für deren Transport gesorgt sein. Durch diese Art Unterstützung entfällt bereits ein wichtiger Grund für eine Verweigerung der Teilnahme und es wird gewährleistet, dass alle Teilnehmer pünktlich sind. Eine kleine Aufwandsentschädigung stellt einen zusätzlichen Pluspunkt dar. Auf diese Weise zeigen Sie den Teilnehmern, dass Ihnen deren Meinung wichtig ist. Wo keine finanzielle Entschädigung möglich ist, sind Geschenkgutscheine, die sie in örtlichen Geschäften einlösen können, für die Gruppenteilnehmer eine gute Alternative.

Die Leitung der Gruppenbefragungen übernimmt ein Moderator, dessen Hauptaufgabe darin besteht, das Gespräch beim Thema zu halten, aber auch gleichzeitig Raum für unvorhergesehene Themen oder Bereiche einzuräumen. Neben dem Moderator sollte außerdem ein Protokollführer anwesend sein, der das Gespräch und insbesondere verschiedene Standpunkte und Meinungen in Stichpunkten festhält. Zudem sollte das Gespräch auf Band aufgenommen und für eine spätere Analyse transkribiert werden. Die Teilnehmer sollten im Vorfeld über den Zweck der Gesprächsrunde informiert und um schriftliche Zustimmung zur Teilnahme und zur Aufzeichnung der Runde gebeten werden.

In der Regel fordert der Moderator zu Beginn einer Gesprächsrunde jeden Teilnehmer auf, kurz über die jeweils empfangenen Leistungen zu berichten. Nachdem alle Personen Gelegenheit hatten sich zu äußern, wird der Moderator Fragen anknüpfen, um gezielte Informationen zu erhalten. Solche Fragen lauten etwa: «Herr X, Sie sagen, dass Sie Ihren jetzigen Betreuer dem Vorigen vorziehen. Was genau gefällt Ihnen an dem jetzigen Betreuer besser?» Sind solche Detailfragen ausgeschöpft, wird eine neue Frage an die Gruppe gestellt. Der Moderator sollte eine Reihe von Fragen vorbereitet haben. Die Gruppe jedoch entscheidet, wie intensiv ein Thema diskutiert wird. Hat eine Gruppe beispielsweise sehr viel über das Thema Essen und Mahlzeiten zu sagen, so wird ausführlich über die Art der angebotenen Speisen, die Temperatur, eventuell über das Ambiente im Speisesaal, die Beziehungen zu den Tischgenossen und auch über die Bequemlichkeit der Sitzmöbel im Speisesaal gesprochen. Hat die Gruppe zu einem bestimmten Thema nur wenig zu sagen, so sollte auch nicht viel Zeit darauf verwendet werden. Informationen solcher Gruppenbefragungen sind eine gute Ausgangsbasis für die Entscheidung, welche Aspekte der Versorgung in einer quantitativen Umfrage behandelt werden sollten, und sie dienen weiterhin als Grundlage für die Auswertung der Umfrageergebnisse. Quantitative Umfragen liefern Informationen darüber, welche Aspekte der Versorgung im Vergleich untereinander zufriedenstellender sind. Informationen von Gruppenbefragungen hingegen helfen beim Verständnis, warum es solche Unterschiede gibt (Merton, 1987). Ein Vorteil von Gruppenbefragungen besteht darin, dass durch die Gruppeninteraktion Einblicke in bestimmte Bereiche erlangt werden können, die ohne die Gruppe nicht möglich gewesen wären (Packer, Race, Hotch, 1994). Durch den Gruppenprozess können außerdem neue

Strategien für Verbesserungen entstehen. Manchen älteren Menschen hilft es Ängste abzubauen, wenn sie ihre Meinung mit anderen teilen und Teil einer Gruppe sein können. Darüber hinaus äußern sich manche Teilnehmer auf die Erfahrungen anderer mit völlig gegensätzlichen Erfahrungen. Dadurch erhält der Forscher wertvolle Informationen, die ohne die Gruppendynamik nie ans Licht gekommen wären. Die Gruppengespräche enden häufig mit einer gemeinsamen Erklärung, in der jeder Teilnehmer aufgefordert ist, das für ihn wichtigste in der Gruppe besprochene Thema zu benennen. Diese Erklärung gewährleistet, dass jeder die Möglichkeit hat, seine Meinung kund zu tun, und sie hilft dem Moderator außerdem, die gesamte Gesprächsrunde im rechten Licht zu beurteilen.

Zu einem Thema sollten verschiedene Gruppenbefragungen durchgeführt werden. Manchmal entwickeln Gruppen eine Eigendynamik, indem ein oder zwei Teilnehmer die Diskussion in eine bestimmte Richtung lenken, die von der Gesamtgruppe ursprünglich nicht beabsichtigt war. Diese letzte Anmerkung ist unter der Berücksichtigung des Hinweises von Merton besonders wichtig. Gruppenbefragungen sind auf keinen Fall ein Ersatz für quantitative Studien und können auch keinen Anspruch auf Reliabilität oder Validität ihrer Aussagen erheben. Mit anderen Worten ausgedrückt: Man kann nicht davon ausgehen, dass Themen, die von einer Kundengruppe eines bestimmten Pflegedienstes aufgeworfen werden, das Meinungsspektrum und die Antworten einer anderen Untersuchungsgruppe desselben Pflegedienstes oder einer ähnlichen Einrichtung repräsentieren. Außerdem sind die Personen, die für Gruppengespräche gewonnen werden können, nicht unbedingt diejenigen, die ihre Meinung zu der erhaltenen Pflege auch selbstbewusst vertreten. Es gibt z. B. sehr unzufriedene Patienten, die ihre Unzufriedenheit jedoch niemals öffentlich äußern würden. Eine der wichtigsten Aufgaben des Moderators besteht daher darin, alle Teilnehmer zu ermutigen in gleichem Maße an der Diskussion teilzunehmen. Dazu benötigt er spezielle Fragensammlungen, die bereits vor dem Gruppengespräch ausgearbeitet sein müssen.

Die Teilnehmer der Untersuchungsgruppen können so ausgesucht werden, dass eine breite Meinungsvielfalt vertreten ist. So kann z. B. eine Teilnehmergruppe aus Personen zusammengesetzt werden, die sich in irgendeiner Weise über den Service beschwert haben, eine Gruppe solcher Kunden, die von angelernten Betreuern betreut werden, eine Gruppe aus Neukunden, eine Gruppe aus Langzeitkunden oder irgendeine Kundengruppierung, die für die jeweilige Fragestellung relevant ist.

Wie bereits oben erwähnt, sind Gruppenbefragungen eine kostengünstige Variante zur Gewinnung von Informationen. Das heißt aber nicht, dass überhaupt keine Kosten mit dieser Form der Informationsgewinnung verbunden sind. Eine von uns durchgeführte Studie mit Untersuchungsgruppen in verschiedenen Orten im amerikanischen Bundesstaat Ohio kostete im Durchschnitt etwa 500 US-Dollar pro Gruppe. Diese Kosten beinhalteten Reisekosten für Moderator und Protokollführer, Imbiss und Getränke für die Teilnehmer, Transportkosten für die Teilnehmer und eine Aufwandsentschädigung von 15 Dollar pro Person.

3.2.2 Intensivinterviews

Intensivinterviews stellen eine weitere Alternative zur Informationsgewinnung dar. Solche Interviews können entweder persönlich (vorzugsweise bei Menschen mit Behinderungen) oder über das Telefon geführt werden. Diese Einzelinterviews können zusätzliche Informationen zu bestimmten Themen liefern, die bereits bei einer Gruppenbefragung diskutiert wurden, oder sie können auch die Gruppenbefragung ersetzen. Sie dienen dazu, Bereiche zu ergründen, die für die Kundenzufriedenheit wichtig sind. Merton vertritt die Meinung, dass Gruppenbefragungen aus eben solchen Intensivinterviews entstanden sind. Bei einem solchen Interview sollen die Aspekte der eigenen Erfahrungen ermittelt werden, die helfen, die Ergebnisse quantitativer Studien zu erklären. Die Gründe für die Zufriedenheit bzw. Unzufriedenheit können genau wie bei Gruppenbefragungen ergründet werden. Dabei bieten Einzelinterviews eine Reihe von Vorteilen: den Kunden fällt es unter vier Augen oft leichter, sich ehrlich zu äußern; einige Schwierigkeiten, die Menschen mit Hör- oder Sprachproblemen oder anderen Schwächen in der Gruppe haben, werden eliminiert; persönliche Angelegenheiten, die eine einzelne Person betreffen, können ausführlicher zu zweit als in der Gruppe besprochen werden. Darüber hinaus entfallen manche Schwierigkeiten, die sich bei einer Gruppengesprächsrunde ergeben, wie z. B. der Transport der Teilnehmer, das Festsetzen einer Zeit, die für alle Teilnehmer akzeptabel ist, das Finden eines Raumes, der die gesamte Gruppe aufnehmen kann. Andererseits nimmt eine Gesprächsrunde mit acht Teilnehmern oder ein Einzelinterview mit nur einer Person etwa dieselbe Zeit in Anspruch. Somit ist es sehr viel zeitaufwändiger bei Einzelinterviews Informationen von mehreren Personen zu erhalten.

Einzelinterviews können entweder um ihrer selbst willen oder als Grundlage zur Entwicklung eines Messinstruments durchgeführt werden. Sich wiederholende Themen, welche auf wichtige Zufriedenheitsaspekte hindeuten, lassen sich dann in groß angelegten Untersuchungen quantifizieren. Dabei können in einem ersten Schritt Gruppenbefragungen durchgeführt werden, die bestimmte Themen zur Kundenzufriedenheit behandeln. Im zweiten Schritt werden die Protokolle analysiert und gemeinsame Themen, welche die Zufriedenheit beeinflussen, herausgefiltert. Aus diesen Themen lassen sich außerdem mehrere offene Fragen entwickeln. Einzelinterviews helfen wiederum bei der richtigen Formulierung der Fragen, und sie liefern Informationen über die Bandbreite der Antworten und über die Relevanz der Fragen, die später in verschiedene Antwortkategorien integriert werden. In Einzelinterviews können Fragen so lange wiederholt oder anders formuliert werden, bis sie von den Befragten verstanden werden. Die Antworten lassen sich ebenfalls so lange sondieren, bis sie eindeutig und klar sind. Diese Möglichkeiten stehen bei einer Gruppenbefragung nicht in jedem Fall zur Verfügung. Sie sind jedoch unschätzbar wichtig für die Vorbereitung einer quantitativen Umfrage zur Kundenzufriedenheit.

3.2.3 Beobachtung

Eine weitere Methode zur Untersuchung der Zufriedenheit ist die Beobachtung. Dabei wird in der Regel bei wenigen Personen über einen längeren Zeitraum beobachtet, wie die jeweiligen Leistungen ausgeführt werden. Bei der Beobachtungsmethode zur Gewinnung von Informationen über die Kundenzufriedenheit muss der Beobachter als aktiver Betrachter der Interaktionen zwischen Leistungserbringer und Leistungsempfänger fungieren. Ein jeder beobachtet zwar täglich das Geschehen um sich herum, doch als Beobachter in einer Studie wird verlangt, Situationen, Aktionen und Reaktionen objektiv und unvoreingenommen aufzunehmen. Mit der Zeit und unter kontinuierlicher Beobachtung lassen sich dann Schlüsse über die Bedeutung des beobachteten Verhaltens ziehen.

Der Beobachter sollte unbedingt eine externe Person sein, denn die Betreuung oder Pflege bei Anwesenheit eines Mitarbeiters oder Vorgesetzten kann sich drastisch von der unterscheiden, die in Anwesenheit einer neutralen Person durchgeführt wird. Angestellte und Patienten müssen selbstverständlich darüber unterrichtet werden, dass die Beobachtung im Rahmen einer Studie erfolgt. Wenn über einen langen Zeitraum beobachtet wird, ermöglicht dies dem Beobachter so in den Hintergrund zu treten, dass er kaum noch wahrgenommen wird. Damit kann erreicht werden, dass die Pflegehandlung sich immer mehr derjenigen annähert, die auch ohne Beobachtung erbracht werden würde. Ein Mitglied unseres Forschungsteams führte eine Zeitlang Beobachtungen in einem großen staatlichen Pflegeheim durch. Diese Mitarbeiterin arbeitete in dieser Zeit in dem örtlichen Verkaufsladen und unterstützte zudem den Leiter der Beschäftigungstherapeuten. So wandelte sich ihr Status mit der Zeit von einer externen zu einer internen Beobachterin, da sie die Namen der Bewohner und des Personals kennenlernte, sich in der Einrichtung auskannte und Aufbau und Organisation der Einrichtung verstand. Die Zufriedenheit oder Unzufriedenheit der Heimbewohner mit der Pflege drückte sich in deren Gesichtsausdruck, in Gesprächen mit dem Betreuungspersonal, der Befolgung oder Nichtbefolgung von Anweisungen und in direkten Kommentaren gegenüber der Beobachterin aus. So erfuhren wir sehr viel über die Zufriedenheit im Allgemeinen – Informationen, welche die Verwaltung gut zur Verbesserung der Leistungen verwenden könnte – als auch über die Zufriedenheit der Bewohner und des Personals. In einer weiteren Untersuchung beobachteten wir die häusliche Pflege von sechs Patienten über einen Zeitraum von drei Monaten. Über diesen langen Zeitraum konnten wir beobachten, wie sich Patienten und Pflegepersonen sowie deren Beziehungen untereinander veränderten. Wir wurden Zeuge von informellen Verhandlungen über die Art der Pflege und wir verstanden mit der Zeit, dass Pflege und das Empfangen von Pflege ein dynamischer, sich entwickelnder Prozess ist. Würde man 30 verschiedene Patienten nur einen Tag lang beobachten – ein weiterer, durchaus legitimer Forschungsansatz im kleinen Rahmen – lieferte dies sicherlich ganz andere Informationen über die häusliche Pflege.

Beobachtungen lassen sich so strukturieren, dass nur bestimmte Informationen aufgenommen werden. Man kann z. B. nur Handlungen zwischen Helfern und Patienten beobachten und alles andere ignorieren. Weiterhin können Beobachtungen in verschiedenen Dienstschichten, am Wochenende, unter der Woche oder in verschiedenen Bereichen einer Einrichtung durchgeführt werden. Bei der Begleitung eines häuslichen Pflegedienstes zu mehreren Patienten ergibt sich sicherlich ein anderes Bild als bei der Beobachtung nur eines Patienten. Je nach Art der Information, die man erhalten möchte, bietet sich die eine oder andere Vorgehensweise an.

Ein wichtiger Arbeitsschritt bei der Beobachtung ist die tägliche Dokumentation. Wenn möglich sollten sämtliche Details aller Vorkommnisse notiert und Unterhaltungen wörtlich wiedergegeben werden. Beurteilungen und Schlussfolgerungen über deren Bedeutung sind dabei nicht gefragt. Die Beurteilung der Beobachtungen erfolgt in der Analysephase anhand der gesamten Aufzeichnungen. Durch die Umformulierung oder die Zusammenfassung einer Unterhaltung geht die Sprache des Studienteilnehmers verloren. Dessen Worte und Formulierungen können jedoch für die Entwicklung strukturierter Maßnahmen zu einem späteren Zeitpunkt wichtig sein (Spradley, 1980).

Die Beobachtungsmethode ist zeit- und arbeitsaufwendig. Nach unserer Erfahrung werden für einen Beobachtungszeitraum von zwei bis drei Stunden etwa vier bis fünf Stunden für die Dokumentation benötigt. Werden Gespräche mit einem Kassettenrekorder aufgezeichnet und später transkribiert, reduziert dies zwar die Arbeit, erhöht jedoch die Kosten des Projekts beträchtlich.

Die Beobachtung ist eine ausgezeichnete Untersuchungsmethode bei Patienten mit kognitiven Störungen oder solchen, die sich aus anderen Gründen nicht über die Qualität der Pflege äußern können. Außerdem kann mit Hilfe der Beobachtung die Art der Pflegeleistung sehr gut beschrieben werden. Eine Beobachtung lässt sich zu jedem Zeitpunkt während der Zufriedenheitsmessung durchführen. So können beispielsweise durch Beobachtung der Pflege auf Station A und Station B eines Pflegeheims Gründe dafür ermittelt werden, warum die Bewohner der beiden Stationen in einer Umfrage zur Zufriedenheit unterschiedliche Antworten geben. Darüber hinaus kann die Beobachtung der Pflege auf Station A und Station B zusätzliche Informationen liefern, die für die Entwicklung einer strukturierten

Umfrage nützlich sind. Lässt eine Einrichtung beispielsweise Beobachtungen durch Studenten einer örtlichen Hochschule oder Universität durchführen, so können diese Beobachtungen sehr wirksam in eine allgemeine Untersuchung der Patientenzufriedenheit einfließen.

3.2.4 Tagebücher und schriftliche Protokolle

In Tagebüchern können Patienten ihre Meinung oder objektive Fakten über die erhaltenen Leistungen in regelmäßigen Abständen festhalten. Langzeitpatienten können gebeten werden, über die Qualität der Leistungen bzw. der Pflege an einem bestimmten Tag zu berichten. Wie war das Essen heute? War es heiß? Konnten Sie aus mehreren Speisenangeboten auswählen? Hat Sie die Betreuungsperson bzw. der Lieferdienst respektvoll behandelt? Kam das Essen pünktlich? Haben Sie eine zusätzliche Beilage/Speise bestellt, die nicht geliefert wurde? Der Vorteil der Tagebuchstrategie besteht darin, dass ersichtlich wird, dass jeder einen schlechten Tag haben kann - sowohl der Leistungserbringer als auch der Leistungsempfänger. Solche schlechten Tage werden durch das Gesamtbild kompensiert, das den Durchschnitt der Leistung verdeutlicht. Zur Durchführung der Erhebung durch ein Tagebuch lassen sich verschiedene Methoden anwenden. Die Betreuungsperson kann entweder mit der täglichen Mahlzeit einen kurzen Fragebogen aushändigen, der sofort ausgefüllt werden muss, oder es wird wöchentlich ein Protokoll ausgehändigt, das der Patient täglich ausfüllt und am Ende der Woche einreicht.

3.3 Groß angelegte Studien

3.3.1 Quantitative Messungen

In den folgenden Kapiteln werden einige Instrumente zur Messung der Kundenzufriedenheit vorgestellt. Während es im Gesundheitsbereich zahlreiche solcher Instrumentarien gibt, ist die Auswahl in anderen Bereichen eher eingeschränkt. In den Kapiteln 5, 6 und 7 finden Sie einige Beispiele der zur Verfügung stehenden Instrumente, wie diese zu beurteilen und für den eigenen Bedarf anzupassen sind.

Bei der Entscheidung, ob ein bereits existierendes Instrument verwendet oder ein eigenes entwickelt werden sollte, müssen einige Überlegungen angestellt werden. Aus **Tabelle 3-1** ist ersichtlich, dass bei Verwendung einer vorhandenen Vorgabe die eigenen Leistungen mit denjenigen anderer Einrichtungen verglichen werden können (sofern Zugriff auf die Daten der anderen Einrichtungen besteht). Bei bereits vorhandenen Messinstrumenten wurde deren Validität und Reliabilität bereits im Vorfeld überprüft und eine weitere Beteiligung von Forschern und

Tabelle 3-1: Auswahl eines Messinstruments

verfügbare Messinstrumente	neu entwickelte Messinstrumente
ermöglichen den Vergleich mit Benchmark-Daten oder anderen Dienstleistern	ermöglichen keinen Vergleich mit anderen Dienstleistern
sind in der Regel bereits auf Gültigkeit und Zuverlässigkeit geprüft	müssen auf Zuverlässigkeit und Gültigkeit geprüft werden
keine Mithilfe von Forschern und Methodikern mehr nötig	Zeit und Erfahrung bzw. Know-how für die Entwicklung notwendig
sind unter Umständen nicht direkt auf den gewünschten Dienstleister anwendbar	können auf spezifische Interessensgebiete des Dienstleisters abgestimmt werden
müssen vor der Verwendung nicht mehr getestet werden, wenn sie bereits früher bei einer ähnlichen Untersuchung angewandt wurden	zusätzlicher Zeit- und Kostenfaktor, da eine Testphase und deren Auswertung erforderlich ist

Methodikern ist nicht mehr notwendig. Dadurch werden die Kosten minimiert. Andererseits werden vielleicht nicht alle wichtigen Bereiche abgedeckt bzw. Bereiche beleuchtet, die für die spezielle Einrichtung nicht relevant sind. Muss ein vorhandenes Messinstrument angepasst werden, so sind die Vorteile der Reliabilität und der Validität, der Vergleichbarkeit mit anderen Leistungserbringern sowie des geringeren Aufwandes hinsichtlich Zeit, Geld und Erfahrung nicht länger gültig. Ist die Untersuchung eines bestimmten Bereiches bei einem Pflegedienst besonders wichtig, so sollte dieser auch Zeit und Energie aufwenden, um ein darauf abgestimmtes Messinstrument zu entwickeln. Plant ein Pflegedienst beispielsweise das Case Management zu verändern, so wäre es durchaus sinnvoll, die Zufriedenheit mit dem Management sowohl vor als auch nach der Umstrukturierung genau zu untersuchen und damit zu ermitteln, ob die Veränderungen auch den erwünschten Erfolg erzielten.

Informationen, die in Gruppenbefragungen und/oder Einzelinterviews gewonnenen wurden, sind eine wichtige Datenquelle hinsichtlich der Wahl bzw. Entwicklung eines geeigneten Messinstrumentes. Gruppenbefragungen liefern Informationen über Begriffe und Formulierungen, welche die Teilnehmer zur Beschreibung ihrer Erfahrungen verwenden (O'Brien, 1993), sowie über die speziellen Bereiche, die Einfluss auf die Zufriedenheit der Kunden haben. Sind vorhandene Messinstrumente hinsichtlich der Relevanz und der Notwendigkeit der Organisation zur Verbesserung der Dienstleistungen nicht geeignet, wird wohl die Entwicklung eines eigenen Messinstruments die beste Lösung sein.

Quantitative Messinstrumente beinhalten für alle Befragten dieselben Fragen in identischer Formulierung. Die Antworten sind in der Regel in verschiedene Kategorien aufgeteilt und werden durch Ankreuzen ausgewählt. Ein gutes Messinstrument zur Kundenzufriedenheit beinhaltet Fragen, welche die Merkmale der

Zufriedenheit exakt und vollständig beschreiben. Allgemeinfragen, die nur einen Bereich abfragen, wie z. B.: «Wie zufrieden sind Sie insgesamt mit der Pflege, die Sie erhalten?», sind nicht empfehlenswert (Geron, 1998). Die meisten Messinstrumente zur Zufriedenheit decken mit vielen Fragen viele Dienstleistungsbereiche und die Ausprägungen der verschiedenen Leistungen ab. Die Antworten zu den jeweiligen Leistungen können dann in einer Skala zusammengefasst werden. Viele verschiedene Bereiche erhöhen die Zuverlässigkeit und die Gültigkeit des Instrumentes, und bei der Verwendung von zustimmenden und ablehnenden Aussagen werden individuelle Tendenzen zur Zustimmung – unabhängig vom Inhalt der Frage – verhindert (Geron, 1998).

Die Antworten werden meist in einer Likert-Skala angeordnet, d. h. sie lassen sich von sehr positiv bis sehr negativ einordnen. **Tabelle 3-2** listet einige typische Antwortmöglichkeiten bei Zufriedenheitsmessungen auf. Wenn Sie zukünftigen Kunden zeigen möchten, dass 90 % der häuslich betreuten Patienten ihren Pflegedienst als gut bzw. sehr gut beurteilen, dann eignet sich am besten ein quantitatives Messinstrument mit strukturierten Antworten.

Die Fragen sollten kurz und eindeutig sein, und nur ein Thema behandeln. Mit der Frage «Wie zufrieden sind Sie mit der Freundlichkeit und dem Ihnen entgegen gebrachten Respekt Ihres Betreuers?» werden zwei Fragen auf einmal gestellt. Der Betreuer kann sehr freundlich sein, den Patienten jedoch herablassend, d. h. von oben herab behandeln. Dies wäre nicht respektvoll.

3.3.2 Verschiedene Ansätze zur Gewinnung von Informationen

Kundeninformationen zu erbrachten Leistungen lassen sich auf verschiedene Arten sammeln. Die üblichsten Methoden sind schriftliche Fragebogen (per Post zugesandt oder persönlich überreicht), Telefoninterviews oder persönliche Einzelinterviews. Alle drei Methoden liefern quantitative Informationen, welche für numerische Zufriedenheitsskalen geeignet sind.

Tabelle 3-2: Typische Antwortvorgaben zur Messung der Zufriedenheit

Zufriedenheit	Beurteilung	Häufigkeit	Zustimmung
1 = sehr zufrieden	1 = sehr gut	1 = immer	1 = vollkommene Zustimmung
2 = zufrieden	2 = gut	2 = meistens	2 = Zustimmung
3 = weder zufrieden noch unzufrieden	3 = ausreichend	3 = manchmal	3 = weder Zustimmung noch Ablehnung
4 = unzufrieden	4 = schlecht	4 = selten	4 = Ablehnung
5 = sehr unzufrieden		5 = nie	5 = vollkommene Ablehnung

Quelle: Angepasst aus Geron, 1998.

Diese Informationen eignen sich sehr gut zum Vergleich verschiedener Pflegeheime, Pflegedienste oder auch verschiedener Gesundheitspläne. Ein Nachteil solcher Umfragen ist jedoch der Mangel an Erklärungen. So kann beispielsweise ermittelt werden, dass die Pflegeheimbewohner auf Station A zufriedener mit der Pflege sind als diejenigen auf Station B. Wenn nicht bereits viele Informationen über die beiden Stationen vorliegen, ist der Grund für diese Unterschiede möglicherweise nicht festzustellen. Hier können Hintergrundinformationen aus Gruppenbefragungen und Einzelinterviews bei der Interpretation der Ergebnisse hilfreich sein. Bei einer anderen Form der Informationsgewinnung werden quantitativ erhobene Multiple-Choice-Antworten durch offene Fragen ergänzt. So können z. B. die unzufriedenen Personen gebeten werden, kurz den Umstand bzw. Grund ihrer Unzufriedenheit zu erläutern. Bei diesem Ansatz werden auch wichtige Informationen zur Verbesserung der Leistungsqualität gesammelt. Andererseits wird ein Fragebogen dadurch auch umfangreicher und schwieriger in der Beantwortung und es erhöht sich gegebenenfalls die Zahl derer, die nicht in der Lage sind ihn vollständig auszufüllen. Solche Art Einbußen sind jedoch typisch für Untersuchungen der Kundenzufriedenheit.

In **Tabelle 3-3** werden die drei häufigsten Methoden zur Datengewinnung miteinander verglichen. Es zeigt sich, dass der häufigste einschränkende Faktor bei Kundenzufriedenheitsmessungen der Kostenfaktor ist. Dabei sind persönliche Einzelinterviews am kostenintensivsten, dem schließen sich Telefoninterviews und

Tabelle 3-3: Auswahl einer Untersuchungsmethode

	Vorteile	Nachteile
schriftliche Befragung	niedrigste Kosten; der Teilnehmer kann selbst bestimmen, wann und wie schnell er den Fragebogen ausfüllt; Anonymität und Vertraulichkeit sind garantiert; die Antworten sind möglicherweise am ehrlichsten.	niedrigste Antwortrate; Lese- und Schreibfähigkeit sowie ausreichendes Sehvermögen sind erforderlich; komplexe Themen sind oft schwer zu vermitteln.
Telefoninterview	mittlere Kosten; geeignete Testfragen zur Sicherung der Gültigkeit können gestellt werden; die Erhebung kann länger dauern und/oder komplexer sein als schriftliche Befragungen.	steigende Kosten bei Ferngesprächen; sind ermüdender als persönliche Interviews. Behinderungen lassen sich oft nur schwer kompensieren; die Auswahl der Teilnehmer beschränkt sich auf diejenigen mit Telefon.
persönliches Einzelinterview	Die gesammelten Informationen sind umfassender als bei anderen Untersuchungsmethoden; Informationen zu Umgebung, Ambiente und Situation der Pflegeempfänger können gesammelt werden; auch schwer behinderte oder geschädigte Patienten können teilnehmen.	sehr kosten- und zeitintensiv; die Teilnehmer geben möglicherweise Antworten, von den sie meinen, dass sie von ihnen erwartet werden.

schließlich schriftliche Befragungen mit den niedrigsten Kosten an. Vor nicht allzu langer Zeit führten wir mit einer Gruppe von Langzeitpflegeempfängern über den Zeitraum von zwei Jahren eine Langzeitstudie mit persönlichen Einzelinterviews durch. Wir verfügten über gute Informationen hinsichtlich Telefonnummern und Adressen und bei einem ersten Kontakt kostete jedes Interview insgesamt etwa 60 US-Dollar. Nach zwei Jahren erhöhten sich die Kosten pro Interview durch eine zeitintensivere Suche nach den Teilnehmern – etwa durch Einschalten der Telefonauskunft, Kontaktieren von Betreuungspersonal wegen der Adressen von Familienangehörigen etc. – auf etwa 75 US-Dollar. Dieser Betrag beinhaltete die aufgewendete Zeit zur Kontaktierung der Teilnehmer zur Festlegung eines Termins (inklusive die Ermittlung neuer Telefonnummern und neuer Adressen), die Fahrtzeit zum Interview, die Fahrtkostenerstattung und die für das Interview selbst verwendete Zeit. Weitere Kosten fielen an für Informationspost zur Ankündigung des Interviews, Telefonkosten für Anfragen vor dem eigentlichen Interview, Personalkosten für die Dateneingabe und Datenauswertung. Der entscheidende Faktor für die Wahl einer bestimmten Methode ist meist das zur Verfügung stehende Budget.

Vor der Durchführung eines persönlichen oder telefonischen Interviews muss der Interviewer ausführlich geschult werden. Dadurch wird gewährleistet, dass alle Interviews in derselben Art und Weise durchgeführt werden. Auch erfahrene Interviewer müssen für das verwendete Untersuchungsinstrument geschult werden.

3.3.3 Schriftliche Befragungen

Bei schriftlichen Umfragen werden meist quantitative Informationen gewonnen, wobei die Umfrageteilnehmer ihre Antworten aus verschiedenen Antwortkategorien auswählen können. Die beiden Hauptvorteile dieser Methode sind die im Vergleich zu anderen Methoden niedrigen Kosten und die relativ schnell erzielten Ergebnisse. Die Fragebogen zur schriftlichen Beantwortung können gleichzeitig ausgegeben oder verschickt werden, während Interviews über einen längeren Zeitraum durchgeführt werden müssen. Die schriftlichen Fragebogen gewährleisten, dass allen Teilnehmern die Fragen in derselben Art und Weise gestellt werden und sie ermöglichen Anonymität und vertrauliche Behandlung der Teilnehmer. Das Problem der gesellschaftlich erwünschten Antworten, was bei persönlichen Interviews häufig anzutreffen ist, stellt sich bei schriftlichen Befragungen meist nicht. Mit anderen Worten, die Teilnehmerinnen und Teilnehmer geben ehrlichere Antworten als sie es gegenüber einem Interviewer tun würden, insbesondere bei subtilen und sehr persönlichen Fragen. Einige Daten können in schriftlichen Erhebungen auch exakter ermittelt werden, da sich die Befragten die Zeit nehmen, beispielsweise ihren Kalender zu konsultieren oder Informationen anderweitig zu bestätigen, die sie in der begrenzten Zeit eines Interviews geschätzt hätten.

Schriftliche Umfragen sind also aufgrund des geringen Zeitaufwands bei der Verteilung sehr kostengünstig. Nach unseren Schätzungen belaufen sich die Kosten höchstens auf ein Drittel derer, die bei Telefoninterviews anfallen würden. Wenn die Erhebungsbogen direkt, also nicht auf dem Postweg verteilt und wieder eingesammelt werden können, verringern sich die Kosten nochmals.

Arbeitet man jedoch mit gebrechlichen alten Menschen (z. B. Langzeitpflegepatienten) zusammen, entstehen bei den schriftlichen Fragebogen häufig ganz besondere Probleme. Die Fragebogen wirken oft sehr kompliziert und abschreckend. Darüber hinaus fühlen sich Menschen mit Seh- und Schreibschwächen oft nicht in der Lage, die Bogen auszufüllen. In der Fachliteratur wird jedoch darauf hingewiesen, dass alte Menschen eine hohe Kooperationsbereitschaft zeigen und Fragebogen sehr gewissenhaft ausfüllen und zurückgeben, wenn sie die Umfrage direkt betrifft.

Bei der Kostenschätzung muss der Druck und das Versenden der Fragebogen sowie ein Erinnerungsschreiben an diejenigen Teilnehmer, die den Fragebogen innerhalb zwei Wochen noch nicht ausgefüllt und zurückgesandt haben, berücksichtigt werden. Das Senden eines neuen Fragebogens nach dem Erinnerungsschreiben ermuntert die säumigen Teilnehmer zur Rücksendung ihres Fragebogens. Durch diese Nachfassaktion wird die Antwortrate erhöht und die Stichprobe erweitert. Diejenigen Personen, die an ihre Teilnahme erinnert werden müssen, können sich in ihren Antworten beträchtlich von den übrigen Teilnehmern unterscheiden (Brambilla, McKinlay, 1987). Mögliche Kostensteigerungen werden durch das Erlangen einer repräsentativen Stichprobe ausgeglichen.

3.3.4 Telefonische Befragungen

Telefoninterviews sind teurer als schriftliche Umfragen und etwa halb so teuer wie persönliche Interviews. Sie haben außerdem einige weitere Vorteile, durch die sie besonders sinnvoll erscheinen. Menschen mit Seh- und Schreibschwächen können ohne Probleme an einem Telefoninterview teilnehmen. Auch Hörschwächen stellen durch das große Angebot an Lautstärkereglern für Telefonapparate kein ernsthaftes Problem dar. In einem Telefoninterview kann der Interviewer bei unklaren Antworten noch einmal nachfragen, um das Verständnis der Frage zu gewährleisten. Auch der Befragte hat die Möglichkeit nachzufragen, wenn die Frage nicht richtig verstanden wurde. Dadurch erhöht sich das Vertrauen in die gewonnenen Daten. So ermittelten etwa McHorney, Kosinski und Ware (1994), dass bei schriftlichen Umfragen sehr viel mehr Fragen unbeantwortet blieben als bei denselben über das Telefon gestellten Fragen. Sollen beispielsweise verschiedene Fragenkomplexe anhand vorgegebener Antwortkategorien beantwortet werden, so ist es in einem Telefoninterview möglich, einzelne Fragen zu überspringen und damit die

Komplexität einer ähnlichen schriftlichen Umfrage zu verringern. Herzog und Kulka (1989) berichten in ihrer Studie von vergleichbarer Qualität der Daten, die jeweils mittels schriftlicher Befragung, Telefoninterviews und persönlichen Interviews gewonnen wurden.

Ein wichtiges Kriterium für die Entscheidung, ob ein Telefoninterview für Ihre Kunden angemessen ist, ist deren körperlicher und geistiger Zustand. In persönlichen Interviews können der Interviewer und die befragte Person ein Verhältnis zueinander aufbauen, wodurch die Befragung oft stressfreier wird. Ältere Menschen reagieren häufig sehr sensibel auf das Tempo eines Interviews, und Telefoninterviews verlaufen in der Regel schneller als persönliche Interviews. Dies gibt auch häufig Anlass zu Bedenken bei der Befragung von älteren gebrechlichen Menschen. Bei Telefoninterviews kann nur hörbare Information zur Verfügung gestellt werden, bei persönlichen Interviews hingegen kann schriftliches oder bildliches Material zur Unterstützung herangezogen werden. Schriftliche Befragungen können außerdem in einem für den Befragten angenehmen Tempo durchgeführt werden. Bei einem Vergleich von Telefon- und persönlichen Interviews fragten ältere Teilnehmer häufiger danach, wie lange die Befragung noch dauern würde und beurteilten diese Art Interview daher als «langwieriger», auch wenn persönliche Interviews tatsächlich länger dauerten (Herzog, Kulka, 1989). Daher wird empfohlen, umfangreiche Erhebungen am besten persönlich durchzuführen.

Ein weiterer Faktor ist die Verbreitung von Telefonen in der Zielgruppe. Werden Personen ohne Telefon aus der Erhebung ausgeschlossen, so betrifft dies möglicherweise eine große Zahl der Heimbewohner oder die ärmsten Menschen unter den Pflegeempfängern.

3.3.5 Persönliche Befragungen

Manche Forscher vertreten die Meinung, dass ein persönliches Interview die Methode der Wahl für die Befragung von älteren Menschen sei, andere hingegen behaupten, dass ein solches Interview nicht immer gerechtfertigt ist, insbesondere dann nicht, wenn finanzielle und zeitliche Ressourcen begrenzt sind (Herzog, Kulka, 1989). Wenn jedoch keine persönlichen Interviews möglich sind, ist es immer noch besser irgendetwas zu tun, als gar nichts zu unternehmen.

Für bestimmte Arten von Informationen sind persönliche Interviews die einzig mögliche Alternative. So können beispielsweise Informationen über Umgebung und Situation der Kunden, deren Fähigkeit zur Durchführung bestimmter Aufgaben und deren Zuverlässigkeit als Informant am besten persönlich gewonnen werden. Bei Menschen mit kognitiven Störungen können persönliche Interviews wichtige Informationen liefern, die telefonische Interviews oder schriftliche Befragungen niemals hervorgebracht hätten. Forscher, die Aussagen über Funktionsstörungen bei schriftlichen Befragungen und bei persönlichen Interviews miteinander verglichen haben, stellten fest, dass bei der schriftlichen Methode nur 45 %, bei persönlichen Befragungen jedoch 86 % der Behinderungen ermittelt wurden. Bei den restlichen Bereichen der Befragung ergab sich jedoch eine Korrelation der beiden Methoden von 0,98 oder höher (Anderson, Kaplan, DeBon, 1989). Wie der Vergleich der beiden Methoden bei der Messung der Kundenzufriedenheit mit den Leistungen ausfallen würde, ist noch nicht erforscht.

Wie bei Telefoninterviews ist es dem Interviewer auch in einem persönlichen Interview möglich, bei unklaren Antworten die Frage zu wiederholen und der Befragte kann ebenfalls nachfragen, wenn er die Frage nicht verstanden hat. Ein weiterer Vorteil besteht darin, dass Interviewer und Befragter ein persönliches Verhältnis zueinander aufbauen können. Die Antwortraten bei persönlichen Interviews sind daher in der Regel auch höher als bei anderen Erhebungsmethoden (Gold, Wooldridge, 1995), vielleicht weil der persönlichen Interaktion ein zusätzlicher Wert beigemessen wird.

Bei persönlichen Interviews kann der Interviewer auf visuelle Hilfsmittel zurückgreifen, wie z. B. Karten mit den verschiedenen Antwortkategorien in Großschrift, Abbildungen von Gesichtern, welche die Gefühle der Befragten zu einem bestimmten Thema zum Ausdruck bringen sollen. Darüber hinaus können die Befragten auf Tafeln, Flipcharts und andere Hilfsmittel zurückgreifen und Teilnehmer mit Hörschwierigkeiten können zusammen mit dem Interviewer die Fragen ablesen. Diese Möglichkeiten sind besonders für ältere Teilnehmer wichtig.

Persönliche Interviews haben jedoch auch Nachteile. Wie bereits oben erwähnt, sind sie kostenintensiv. Ein weiterer Kritikpunkt bei der Messung der Zufriedenheit der Kunden mit bestimmten Leistungen ist die Tatsache, dass ältere Menschen auf diese Leistungen angewiesen und somit nicht gewillt sind, Kritik zu äußern. Bei persönlichen Interviews kann die Vertraulichkeit der gewonnenen Informationen nur versprochen werden, schriftliche Befragungen hingegen sind von Natur aus anonym oder werden zumindest eher als anonym betrachtet. Wenn die Interviewer aus Freiwilligen oder aus dem Bekanntenkreis der Leistungsempfänger rekrutiert werden müssen, fällt dieser Nachteil besonders ins Gewicht.

Weiterhin ist bei persönlichen Interviews die Gefahr von systematischen Fehlern durch die gesellschaftlich erwünschten Antworten sehr viel größer. Der Nachteil der persönlichen Beziehung, die Interviewer und Befragter zueinander aufgebaut haben ist, dass der Befragte häufig versucht die «richtige» Antwort zu geben oder sich von seiner «besten» Seite zu zeigen, um damit dem Interviewer zu imponieren oder zu gefallen. Durch dieses Verhalten können die gewonnenen Daten im Vergleich zu anderen Erhebungsmethoden weniger verlässlich oder sogar ungültig sein. Dieses Verhalten zeigt auch wie wichtig es ist, dass der Interviewer eine externe Person ist. Sogar Freiwillige, die kaum etwas mit der Organisation zu tun haben, können die Antworten der Heimbewohner oder der zu Hause gepflegten Patienten beeinflussen. Man kann natürlich Freiwillige als Interviewer gewinnen, doch eine gute Schulung dieser Personen ist dann unerlässlich zur Gewinnung objektiver Daten.

3.4 Zusammenfassung

In diesem Kapitel wurden einige Ansätze zur Messung der Kundenzufriedenheit dargestellt. Die Auswahl der Methode hängt letztlich vom Know-how, den zeitlichen und finanziellen Gegebenheiten und der Art der Informationen, welche die Organisation benötigt, ab. Keine Methode ist für alle Organisationen die Richtige. Im Gegenteil, wahrscheinlich wird eine Kombination aus mehreren Methoden und nicht die Verwendung nur einer Form der Informationserhebung am sinnvollsten sein. Das folgende Kapitel behandelt die praktische Durchführung von Erhebungen zur Kundenzufriedenheit. Dazu gehören das Auswählen der Teilnehmer, das Erfassen der Daten und die Zusammenarbeit mit Beratern.

4. Durchführung einer Datenerhebung

Im vorangegangenen Kapitel wurden die verschiedenen Möglichkeiten zur Gewinnung von Kundeninformationen behandelt. Im Folgenden beschäftigen wir uns nun mit den technischen Fragen zur Durchführung einer Zufriedenheitsmessung. Welche Personen sind für eine Untersuchung geeignet? Wie viele Teilnehmer werden für eine kompetente Datenerhebung benötigt? Wann muss man nicht direkt mit den Kunden sprechen? Wie entscheidet man sich für die richtige Methode, die in der eigenen Organisation verwendet werden kann? Und was geschieht schließlich mit den gewonnenen Informationen?

4.1 Das Auswahlverfahren

4.1.1 Umfang der Stichprobe

Die am häufigsten gestellte Frage in der Verbraucherforschung lautet: «Wie viele Personen müssen wir befragen?» Leider ist die Antwort darauf immer wieder dieselbe: «Das ist von Fall zu Fall verschieden.» Für die in Kapitel 3 besprochenen «klein angelegten» Studien gilt die allgemeine Regel, so lange Gruppenbefragungen oder Einzelinterviews durchzuführen, bis sich die Themen wiederholen oder, mit anderen Worten, bis die Ausbeute an neuer Information minimal wird. Dies kann nach drei Gruppenbefragungen oder nach zehn Einzelbefragungen der Fall sein. Wenn es die Zeit und das Budget erlauben, kann und sollte die Untersuchung vielleicht dennoch fortgesetzt werden, denn der Schwerpunkt liegt vielleicht auf detaillierten Informationen, und nicht auf für alle Kunden repräsentativen Ergebnissen.

Um den Umfang der Stichprobe richtig zu bestimmen, müssen die Forscher bei groß angelegten Studien folgende drei Kriterien berücksichtigen: die verwendete statistische Analyse, das Niveau, auf dem die Ergebnisse als signifikant eingeordnet werden und dem akzeptierten Grad der Genauigkeit. So kann der benötigte Umfang der Stichprobe sogar für jede Frage/Aussage innerhalb der Untersuchung exakt berechnet werden (Blalock, 1979; Kraemer u. Thiemann, 1987). Bei für eine bestimmte statistische Auswertung zu kleinen Stichprobe besteht die Gefahr, dass zufällig erworbene Ergebnisse fälschlicherweise als gültig erachtet, oder gültige

Ergebnisse als zufällig zurückgewiesen werden. Als Regel gilt hier, je größer die Stichprobe, um so kleiner das Fehlerrisiko. Andererseits kostet jede in die Stichprobe aufgenommene Person Geld. Bei der Bestimmung der Stichprobengröße muss also abgewogen werden, mit welcher Anzahl an Personen ein akzeptables Ergebnis erzielt werden kann und wie viele Personen das Budget verkraftet. Bei einer kleinen Stichprobengröße können wahre oder signifikante Ergebnisse nicht erkannt werden, bei einer sehr großen Stichprobengröße besteht die Gefahr, dass jedes Ergebnis signifikant ist.

Als Anhaltspunkt kann ein bestimmter Prozentsatz der Kundengesamtheit einer Organisation dienen. Hier richtet sich der ausgewählte Prozentsatz jedoch nach der Größe der jeweiligen Organisation und ist demnach immer unterschiedlich. Für Organisationen mit über 1000 Kunden können 10 % der Kunden ein angemessener Umfang für die Stichprobe sein. Bei Organisationen mit etwa 500 Kunden würden 20 % ein akzeptables Ergebnis erzielen und kleine Organisationen, die etwa 150 Kunden betreuen, müssten für ein repräsentatives Ergebnis ungefähr 33 % ihrer Kunden befragen. Im Allgemeinen werden für eine Untersuchung, die eine statistische Signifikanz aufweisen soll, als Minimum etwa 100 Personen benötigt. Meist hängt der Umfang der Stichprobe aber vom Untersuchungsziel ab, d. h. von der Frage, wie die gewonnenen Informationen genutzt werden. Wenn der Geldgeber beispielsweise einen Nachweis benötigt, um entscheiden zu können, dass ein Programm zur Nachschulung von Pflegehelferinnen und -helfern die Zufriedenheit der Patienten erhöhen würde, ist die statistische Signifikanz wichtig. Soll die gewonnene Information jedoch intern dafür verwendet werden, die eigenen Leistungen zu verbessern, ist die inhaltliche Signifikanz wichtiger als die statistische Signifikanz. Sie selbst können am besten entscheiden, ob Sie die Bereiche, welche die Patienten auf Station A um einen halben Prozentpunkt zufriedener machen als die Patienten auf Station B weiter verfolgen möchten. Dieses Ergebnis kann zwar statistisch signifikant, für Ihre tägliche Arbeit und damit als Grundlage für eine Verbesserung Ihrer Leistungen jedoch bedeutungslos sein.

Ein weiterer Faktor, der den Umfang der Stichprobe bestimmt, ist die erwartete Rücklaufquote. Wenn Sie davon ausgehen können, dass 60 % Ihrer Kunden den zugesandten Fragebogen ausgefüllt zurücksenden, dann genügt eine Stichprobe von 170 Personen, wenn Sie für die von Ihnen gewünschte Analyse etwa 100 Antworten benötigen.

4.1.2 Auswahl der Stichprobe

Die Auswahl der Auskunftspersonen geht Hand in Hand mit dem Umfang der Stichprobe. Am besten ist eine Stichprobe, die repräsentativ für die Gesamtmenge aller Kunden ist. So besteht die erste Aufgabe darin, eine vollständige Liste der so genannten Grundgesamtheit zu erstellen. Für alle aktuellen Kunden ist dies nicht schwer. Sollen jedoch auch frühere Patienten und/oder deren Familienangehörige in die Untersuchung einbezogen werden, so ist die Bestimmung der Grundgesamtheit keine so einfache Aufgabe mehr. Sollen alle Kunden des letzten Jahres oder nur der letzten sechs Monate einbezogen werden? Wie wird der Datenschutz gewährleistet, wenn externe Berater an der Studie beteiligt sind? Zur Beantwortung dieser Fragen stehen mehrere Strategien zur Verfügung. Sollen zur Grundgesamtheit auch frühere Kunden und Patienten gehören, so spielt das Gedächtnis eine große Rolle. Das Erinnerungsvermögen für spezifische Informationen ist sehr beschränkt, weshalb empfohlen wird, sich auf aktuelle oder nur kurzzeitig zurückliegende Kunden zu beschränken. Andererseits können allgemeine Fragen zur Zufriedenheit wahrscheinlich auch von Kunden beantwortet werden, die vor sechs Monaten oder mehr Ihre Dienste in Anspruch genommen haben. Haben sie bereits einige kleinere Untersuchungen mit früheren Kunden durchgeführt, so hilft Ihnen dies bei der Auswahl der Fragen, die nach verschieden langer Zeit noch beantwortet werden können. Objektive Fragen, wie z. B. wie oft Betreuungspersonen zu spät gekommen sind, können oft nur wenige Wochen lang korrekt beantwortet werden. Subjektive Informationen hingegen, wie etwa respektvoller Umgang, können meist auch nach längerer Zeit noch gegeben werden.

Wir bieten unseren Kunden grundsätzlich vertrauliche, nicht aber anonyme Behandlung ihrer Daten an. Das bedeutet, dass wir die Auskunftspersonen kennen, die Daten aber nie dahingehend analysieren, eine bestimmte Person zu identifizieren. Solche Informationen werden auch nicht an die betreffenden Pflegedienste weitergeleitet. Meist versehen wir die Fragebogen mit einem Code und heften sie dann an eine Namensliste.

Wenn die Auskunftspersonen bekannt sind, lassen sich zusätzliche Analysen durchführen. Man kann die Zufriedenheit der Heimbewohner auf Station A mit jener der Bewohner auf Station B, verschiedene häusliche Pflegedienste einer Case-Managament-Organisation oder verschiedene Ärzte einer Managed-Care-Praxis miteinander vergleichen. Man kann ebenso die Daten einer mündlichen Befragung mit der schriftlichen Beurteilung der Kunden verbinden, und die Zufriedenheit von Kunden mit unterschiedlichen Behinderungen bzw. Behinderungsgraden miteinander vergleichen. Wenn Sie Informationen über Alter, Geschlecht, Wohnort, Behinderungsgrad etc. als Teil der Untersuchung aufnehmen wollen, denken Sie daran, dass Sie bereits vorhandene Informationen nutzen und so die Fragebogen (und die Zeit, die zum Ausfüllen verwendet werden muss) erheblich verkürzen. Auf diese Weise bleibt Raum für andere detailliertere Informationen. Ist die Codenummer gut sichtbar auf dem Fragebogen vermerkt, erklären Sie, wofür der Code verwendet wird, beispielsweise zur «Identifizierung derjenigen Personen, die den Fragebogen bereits aufgefüllt zurückgesandt haben und daher kein Erinnerungsschreiben erhalten».

Vor der Durchführung einer Zufriedenheitsuntersuchung müssen die ausgewählten Auskunftspersonen kontaktiert und informiert werden. Der erste Kontakt erfolgt in der Regel in schriftlicher Form mittels Brief, in dem der Zweck der Untersuchung erklärt, die Verwendung der Ergebnisse erläutert und Auskunft zur vertraulichen Verwendung der Daten erteilt wird. Die angeschriebenen Personen müssen die Möglichkeit haben, die Teilnahme abzulehnen.

Häufig werden Bedenken geäußert, wenn Kunden von externen, an der Studie beteiligten Firmen angeschrieben werden. Die Frage ist dabei, wie Datenschutz gewährleistet werden kann, wenn außenstehende Personen Zugang zu Namen, Adressen und Telefonnummern der Kunden haben. Eine Möglichkeit ist, dass diejenigen Personen, die an einer Teilnahme an der Untersuchung interessiert sind, sich bei der verantwortlichen Stelle schriftlich oder telefonisch melden, und aus dieser Gruppe dann die gewünschte Stichprobe ermittelt wird. Unserer Ansicht nach ist diese Methode jedoch nicht akzeptabel, da die Zahl der potenziellen Teilnehmer höchstwahrscheinlich zu klein und die Stichprobe damit nicht repräsentativ ausfallen würde. Wie bereits oben erwähnt, können die Antworten der Personen, die bei der ersten Anfrage zur Teilnahme bereit sind, ganz anders ausfallen, als die derjenigen Personen, die erst nach mehrmaliger Aufforderung die gestellten Fragen beantworten. Besser ist daher folgendes Vorgehen: Dem Informationsmaterial, das neue Kunden und Heimbewohner bei der Aufnahme unterschreiben müssen, wird als Ergänzung eine Erklärung über die Evaluation des Pflegedienstes beigefügt. So beinhalten beispielsweise die Aufnahmedokumente einer örtlichen Case-Management-Organisation folgende Erklärung: Ich bin damit einverstanden, dass der Pflegedienst meinen Namen, meine Adresse und meine Telefonnummer sowie Informationen über die von mir benötigten Leistungen an die Versorgungsdienste und an diejenigen Unternehmen weitergibt, welche die von mir erhaltenen Leistungen beurteilen. Dadurch sind die zukünftigen Kunden informiert, dass Untersuchungen zur Beurteilung der Leistungen durchgeführt werden. Später werden die Kunden über persönliche Post, Informationsbriefe, Anschläge am schwarzen Brett oder durch Infozettel, die das Personal aushändigt, darüber informiert, dass eine Kundenbefragung zur Zufriedenheit mit dem Pflegedienst durchgeführt wird. Mit Hilfe dieser Strategie lassen sich Bedenken der Kunden hinsichtlich des Datenschutzes weitgehend ausräumen. Ein rechtlich verbindlicher Vertrag zwischen Ihrer Organisation und der Firma, die die Untersuchung durchführt, trägt ebenfalls zum Schutz Ihrer Organisation bei. Bei einem Vertragsverhältnis mit einem externen Evaluierungsdienst gilt das Informationsrecht hinsichtlich der Kundeninformationen ebenso wie bei direkten Angestellten Ihrer eigenen Organisation. Bei Personen, die im späteren Verlauf der Untersuchung kontaktiert werden, ist die Teilnahme wahrscheinlicher, wenn sie die Bedeutung des Unterfangens verstehen. Außerdem schätzen diese Personen sich oft glücklich, zu den «Auserwählten» zu zählen.

Es gibt auch Möglichkeiten, den Einblick in Kundeninformationen einzu-schränken. So kann die Auswahl der Teilnehmer beispielsweise mit Hilfe von Iden-tifikationsnummern geschehen und Daten über andere, nicht an der Unter-suchung beteiligte Kunden werden nicht zur Verfügung gestellt. Welche Strategie Sie auch wählen, das Personal des Evaluierungsdienstes und auch Ihrer eigenen Organisation sollte auf Fragen von Kunden zu der Untersuchung und auf die Äußerung von Bedenken vorbereitet sein und Vertrauen in eine professionelle Durchführung der Untersuchung erzeugen können. Jeder Brief, den wir an Kun-den senden, gibt Anlass zu Kundenanrufen, wobei weitere Fragen gestellt und Bedenken geäußert werden, die im Brief nicht angesprochen wurden.

Alle Markt- und Sozialforscher sind sich darüber einig, dass die zufällige Aus-wahl der Auskunftspersonen eine wichtige Voraussetzung für die Gültigkeit der Ergebnisse ist. Bei einer echten Zufallsauswahl hat jede Person der Grundgesamt-heit und jede Kombination von Personen die gleiche Chance, ausgewählt zu wer-den (Blalock, 1979).

Bevor eine zufällige Auswahl aus der Gesamtheit aller Kunden getroffen wird, muss ein Forschungsteam überlegen, ob allgemeingültige Aussagen über alle Kun-den gemacht werden sollen oder ob spezielle Informationen von bestimmten Kun-dengruppen oder Kundentypen erwünscht sind. Ein Träger mehrerer Pflegeheime ist möglicherweise daran interessiert Daten auf mehreren Ebenen zu gewinnen, wodurch Umfang und Zusammensetzung der Stichprobe entscheidend beeinflusst werden. Werden z. B. Informationen aus nur einem Pflegeheim benötigt, so wird der Träger diese Informationen auch nur von einer Gruppe und deren Familien-angehörigen in dieser Einrichtung beziehen. Werden Daten benötigt, die sich auf den Bundesstaat oder die Region beziehen, wird eine Zufallsauswahl aus verschie-denen Einrichtungen des Bundesstaates bzw. der betreffenden Region getroffen. Werden schließlich Daten aus allen dem Träger untergeordneten Einrichtungen benötigt, dann wird eine Zufallsauswahl aus den Bewohnern aller Pflegeheime getroffen. Die Stichproben können anschließend geschichtet werden, wodurch sich die Zufallsfehler verringern. Nehmen wir eine Trägergesellschaft an, die 500 Pflege-einrichtungen verwaltet. In diesen Einrichtungen wird es Unterschiede zwischen großen und kleinen, städtischen und ländlichen Einrichtungen geben. Darüber hinaus gibt es weitere Unterschiede zwischen eigenen Einrichtungen und solchen, die nur verwaltet werden. Wählte man Heimbewohner aus allen Einrichtungen durch reine Zufallsauswahl aus, so würden mehr Personen aus größeren Einrich-tungen als aus kleineren befragt werden. Lägen zudem die meisten Einrichtungen in Städten, würden mehr städtische Bewohner als ländliche befragt werden. Soll die Stichprobe repräsentativ für alle Heimbewohner sein, so spiegelt diese zufällige Auswahl genau die Grundgesamtheit wider. Gibt es aber entscheidende Unter-schiede zwischen den verschiedenen Untergruppen, so wird durch eine Schichtung der Stichprobe gewährleistet, dass in jeder Gruppe ausreichend viele Teilnehmer enthalten sind, um eine sinnvolle Analyse durchzuführen. Bevor eine solche Schichtung durchgeführt wird, sollte man sich jedoch über die Gründe dafür und die Art der Informationen sowie die Vergleichsmöglichkeiten, die sich durch eine Schichtung ergeben, im Klaren sein.

Am besten gewinnt man eine Zufallsstichprobe, indem man sämtliche Kundennamen in eine Datei eingibt, sie in einer Zufallsordnung sortiert (z. B. anhand der letzten vier Ziffern der Telefonnummer oder einer ähnlichen bedeutungslosen Reihenfolge), und anschließend mit der Auswahl eines Kunden an beliebiger Stelle beginnt. Einige Statistikprogramme, wie z. B. SPSS (Statistical Package for Social Sciences) können auch Datenbanken lesen, die Einträge zufällig anordnen und selbstständig eine Zufallsauswahl treffen. Ist bereits festgelegt, welcher Prozentsatz der Kunden befragt werden soll, kann auf diese Weise leicht jeder zehnte oder jeder zwanzigste Kunde für die Stichprobe ausgewählt werden.

Der Vorteil dieser Methode ist, dass die Stichprobe tatsächlich repräsentativ für die Grundgesamtheit aller Patienten ist. Nachteilig ist jedoch, dass einige Patienten aufgrund kognitiver Schwächen oder körperlicher Behinderungen nicht an der Studie teilnehmen können. Daher wird häufig eine Liste mit geeigneten Personen erstellt, also denjenigen Patienten, die befragt werden oder einen Fragebogen ausfüllen können, und aus dieser Liste eine Stichprobe ermittelt. Diese Methode sollte jedoch, obwohl sie sehr bequem ist, nicht angewendet werden, da nicht alle Patienten dieselbe Chance haben ausgewählt zu werden. Die von uns bevorzugte Methode ist daher folgende: Wir ziehen eine Stichprobe aus der Grundgesamtheit aller Patienten und erhalten von allen, die dazu fähig sind, persönlich Auskunft. Von denjenigen, die nicht selbst an der Untersuchung teilnehmen können, gewinnen wir die gewünschten Informationen durch Stellvertreter – meist Freunde oder Familienangehörige.

4.2 Der Einsatz von Stellvertretern

Stellvertreter werden eingesetzt, wenn Kunden aufgrund physischer oder kognitiver Schwächen nicht an schriftlichen oder mündlichen Befragungen teilnehmen können. Bei Langzeitpflegepatienten kann der Einsatz von Stellvertretern bei einem großen Prozentsatz notwendig werden. In einer von uns durchgeführten Untersuchung unter Anwärtern für einen Langzeitpflegedienst mussten bei etwa einem Drittel der künftigen Patienten Stellvertreter eingesetzt werden. Magaziner (1992) geht davon aus, dass bei Studien im geriatrischen Pflegebereich etwa ein Fünftel der zu Hause betreuten Patienten und die Hälfte derjenigen in Pflegeheimen entweder nicht teilnehmen wollen oder können. Da aber die Meinungen der gebrechlichen und geschädigten Menschen ebenso wichtig sind wie die der robusteren, empfehlen wir den Einsatz von Stellvertretern.

Dies ist jedoch nicht immer unproblematisch. Es stellt sich die Frage, ob Stellvertreter nicht immer ein niedrigeres oder höheres Zufriedenheitsniveau vermitteln als dies die befragten Personen selbst tun würden. Verschiedene Wissenschaftler vertreten die Meinung, dass die Abstimmung zwischen Auskunftsperson und Stellvertreter bei objektiven Fragen besser funktioniert als bei subjektiven Fragen. Weichen die Antworten der Stellvertreter jedoch nicht grundsätzlich nach oben oder unten von der Meinung der befragten Personen ab, so kann man davon ausgehen, dass solche Abweichungsfehler zufällig entstehen und die Ergebnisse nicht in die eine oder andere Richtung verfälschen. Leidet ein sehr großer Teil der Patienten an kognitiven Störungen, besteht auch die Möglichkeit sämtliche Informationen mit Hilfe von Stellvertretern zu gewinnen. Dadurch wird gewährleistet, dass etwaige Abweichungen bei allen Befragten in der gleichen Weise auftreten. Diese Methode ist jedoch nicht mit einer Befragung der Familienangehörigen gleichzusetzen. Wie bereits oben erwähnt, unterscheiden sich die für die Zufriedenheit wichtigen Themen der Patienten gegebenenfalls von jenen der Familienangehörigen. Ein Teil der Fragen könnte jedoch bei den Stellvertretern abfragen, was sie glauben, dass der Patient antworten würde, und der andere Fragenkomplex könnte direkt die Meinung der Stellvertreter behandeln.

In der Regel wird eine Kombination aus direkter Befragung und Befragung durch Stellvertreter eingesetzt. Doch wie entscheidet man dabei, welche Patienten direkt und welche über einen Stellvertreter befragt werden sollen?

1. *Entwickeln Sie eine einheitliche Screening-Methode zur Bestimmung, welche Patienten in der Stichprobe nicht in der Lage sind, selbst an der Befragung teilzunehmen.*
 In Pflegeheimen liefern Messungen anhand von Mindestdatensätzen klinische Indikatoren für kognitive Schwächen und verbale Fähigkeiten. Außerdem kann festgestellt werden, ob ein Vormund oder eine Vollmacht existiert. Abhängig vom Schwierigkeitsgrad der Fragen wünschen Sie sich vielleicht stärkere oder schwächere Indikatoren für eine kognitive Störung. Die folgenden Kapitel zeigen, dass einige Fragebogen und Untersuchungsinstrumente erfolgreich bei kognitiv gestörten Patienten angewandt werden konnten. Bei Gemeindepflegediensten existieren in der Regel Bestandsdaten, die Informationen zu kognitiven Schwächen beinhalten. Die Diagnose einer Alzheimererkrankung ist jedoch kein eindeutiger Indikator für eine Nichtteilnahme an einer Untersuchung. Zur Beurteilung, welche Patienten durch Familienangehörige oder Freunde vertreten werden sollten, eignen sich Informationen über das Kurzzeitgedächtnis und die Entscheidungsfähigkeit sehr viel besser.

2. *Beurteilen Sie, ob Ihr Fragebogen bzw. Ihr Befragungsinstrument so angepasst werden kann, dass andere Einschränkungen kompensiert werden können.*
 Patienten mit Hörschwierigkeiten können einer Befragung problemloser folgen, wenn ihnen die Fragen und Antwortmöglichkeiten schriftlich ausgehändigt

werden. Freiwillige Helfer können die Patienten beim Ausfüllen der Fragebogen unterstützen. So können auch Patienten an der Untersuchung teilnehmen, die ohne Unterstützung nicht dazu in der Lage wären.

Sind Patienten jedoch trotz Anpassung der Befragungsinstrumente für eine Teilnahme zu stark beeinträchtigt, müssen Stellvertreter eingesetzt werden. Die folgenden Vorschläge helfen Ihnen bei der Gewinnung von gültigen und verlässlichen Daten von Stellvertretern:

1. Ändern Sie Briefe und Informationsschreiben über die Untersuchung dahingehend, dass sich die Stellvertreter angesprochen fühlen. In Briefen kann z. B. die Formulierung «Sie wurden für die Teilnahme an .... ausgewählt» in folgende Formulierung umgewandelt werden: «Sie wurden ausgewählt, um in Stellvertretung für Ihren *Verwandten* zu antworten».

2. Versichern Sie sich, dass die Pflegeperson, der Vormund oder ein anderer Stellvertreter tatsächlich am besten geeignet ist, um für die eigentliche Auskunftsperson zu antworten. Häufig ist die Person, die an erster Stelle im Pflegevertrag genannt ist, nicht diejenige, die den Patienten am besten kennt. Vergewissern Sie sich also bevor Sie eine Befragung durchführen, dass der Stellvertreter auch wirklich in der Lage ist, die Meinung des Patienten wiederzugeben.

3. Weisen Sie im Fragebogen oder bei einer mündlichen Befragung immer wieder darauf hin, dass die antwortende Person in Stellvertretung für die eigentlich befragte antwortet. So lässt sich z. B. die Frage «Welche Antwort trifft Ihre Meinung am besten» durch folgende Formulierung anpassen: «Welche Antwort trifft Ihrer Ansicht nach die Meinung Ihres *Verwandten* am besten». Häufige Gedächtnisstützen dieser Art helfen den Stellvertretern die Meinung der anderen Person und nicht ihre eigene wiederzugeben.

4.3 Verwendung der gewonnenen Informationen

Welche Analysesoftware benötigt wird, hängt von der Informationstiefe ab, die erzielt werden soll. Wir verwenden für alle unsere Analysen die Statistiksoftware SPSS, doch dazu gibt es natürlich Alternativen. Mit SPSS lässt sich die statistische Signifikanz der Antworten untersuchen und es können andere Variablen wie z. B. der Behinderungsgrad der Patienten und Unterschiede bei der Zufriedenheit bzw. signifikante vorgegebene Variablen für die Kundenzufriedenheit kontrolliert werden. Sind jedoch die durchschnittlichen Punkte oder Antwortzahlen für Ihre Untersuchung ausreichend, erfüllt auch ein Tabellenkalkulations- oder ein Datenbankprogramm diesen Zweck. Im letzten Kapitel dieses Buches werden weitere Analysemethoden und die Nutzung der unterschiedlichen Informationsebenen beschrieben.

Jede Frage und jede Antwortkategorie muss durch einen Namen bzw. eine Zahl gekennzeichnet sein. In einer Tabellenkalkulation können beispielsweise die Antworten «Ja» und «Nein» mit «1» und «0» registriert werden, «sehr gut», «gut», «befriedigend» und «schlecht» werden zu «1», «2», «3» und «4». Die Gestaltung der Codierung und die Vorbereitung der Dateneingabe sind wichtige Schritte, denn dadurch wird gewährleistet, dass Sie auch die gewünschten Ergebnisse erzielen.

4.4 Durchführung der Untersuchung

Ob eine Untersuchung zur Kundenzufriedenheit intern oder durch ein externes Unternehmen durchgeführt wird, hängt vom Budget, der Erfahrung des Personals mit solchen Studien und der zur Verfügung stehenden Zeit ab. Eine Untersuchung durch ein externes Unternehmen hat mehrere Vorteile:

1. Die Ergebnisse sind meist am objektivsten.

2. Es gibt ausreichend Personal mit entsprechender Erfahrung.

3. Die Ergebnisse können mit jenen anderer Einrichtungen, für die das Unternehmen ähnliche Untersuchungen durchgeführt hat, verglichen werden.

Nachteil ist, dass externe Firmen sehr teuer sein können.

Bei einem kombinierten Ansatz mit interner und externer Beteiligung sollte zunächst eine erfahrene Person den Aufbau der Studie, die Art der Betreuung, das Auswahlverfahren und die Dateneingabe prüfen. Die eigentliche Durchführung der Untersuchung, also das Kontaktieren, Telefonieren, Befragen, Beobachten, Leiten der Gruppenbefragungen oder Verteilen der Protokolle etc. kann intern durch Freiwillige oder durch Studenten und Auszubildende (Personal nur im Notfall) geschehen. Die Dateneingabe kann ebenfalls intern erfolgen, wobei Abschlussbericht und Analysen durch die externe Firma geliefert werden.

Häufig führen Einrichtungen eines Trägers oder anderweitig zusammengefasste Organisationen gemeinsam eine Untersuchung zur Kundenzufriedenheit durch. Dies ist in vielerlei Hinsicht vorteilhaft. Die Kosten für die Entwicklung des Instrumentariums, die Analyse und die Darstellung der Ergebnisse können untereinander aufgeteilt werden. Bei der Darstellung der Ergebnisse können die verschiedenen Dienstleister miteinander verglichen werden. Auch wenn Vergleiche nur innerhalb relativ kleiner Gruppen angestellt werden, ist dieser Ansatz dennoch wertvoller als eine Untersuchung in nur einer Einrichtung. Diese Strategie kann von Mitgliedsorganisationen für Langzeitpflegedienste, Managed-Care-Organisationen und anderen Organisationen angewandt werden.

4.5   Zusammenfassung

Zur Gewinnung von Kundeninformationen sind zahlreiche Schritte und Entscheidungen erforderlich, wie z. B.:

1. *Wie sollen die gewonnenen Informationen verwenden werden: als Basis für Managed-Care-Verträge, zur Verbesserung der Leistungen oder zur Beurteilung der Auswirkungen eines neuen Programms oder einer Leistung?*
   Zu Beginn sollte man sich genau überlegen, was mit der Untersuchung erreicht werden soll. Externe Untersuchungsfirmen werden als unvoreingenommen betrachtet, weshalb deren Ergebnisse für Managed-Care-Organisationen oder für zukünftige Kunden wahrscheinlich interessanter sind. Eine Publikation des Amerikanischen Rentnerverbandes (AARP) über die Wahl eines Managed-Care-Modells warnt Verbraucher davor, dass «HMOs nur über die positiven Ergebnisse einer Untersuchung und nicht über alle Ergebnisse berichten. Die besten Untersuchungen sind diejenigen, die von externen Firmen mit standardisierten Fragenkomplexen durchgeführt werden» (American Association of Retired Persons, 1996, S. 11). Soll jedoch nur ein Plan zur Verbesserung der Leistungen ausgearbeitet werden, genügt eine interne Untersuchung in kleinem Rahmen.

2. *Welches Budget steht zur Verfügung und welche Priorität hat die Ermittlung der Kundenzufriedenheit im Vergleich zu anderen Aufgaben?*
   Hat die Kundenzufriedenheit hohe Priorität, ist möglicherweise eine groß angelegte Studie erforderlich. Bei niedriger Priorität kann auch eine klein angelegte Studie ausreichend sein. Durch das Erfassen der Kundenzufriedenheit können Einbußen bei der Leistungserbringung erfolgen, wenn nicht mehr Personal eingestellt wird. Ist eine groß angelegte Studie bei eingeschränktem Budget erforderlich, ergibt sich die Frage nach freiwilligen Helfern, der Zusammenarbeit mit anderen Einrichtungen zur Senkung der Kosten oder anderen Methoden zur Finanzierung des Projektes.

3. *Wie ist Ihr Kundenstamm beschaffen?*
   Das Profil Ihrer Kunden gibt häufig die Untersuchungsmethode vor, die am besten zur Messung ihrer Zufriedenheit geeignet ist. Bei der Wahl der Methode müssen der körperliche Zustand, die Lese- und Schreibfähigkeit, die telefonische Erreichbarkeit und die kognitiven Fähigkeiten der Kunden berücksichtigt werden. Wie werden sich Ihre Kunden am liebsten zu Ihren Fragen äußern?

4. *Was sollten Sie Ihre Kunden fragen?*
   Wir empfehlen zwar zunächst einen qualitativen Ansatz zu verwenden, doch gibt es auch zahlreiche nützliche Instrumentarien, die ebenfalls eingesetzt werden können. Wenn Sie der Ansicht sind, dass Ihre Organisation mit vielen anderen vergleichbar ist und kein spezielles Klientel oder spezielle Leistungen

aufweist, sind bereits existierende Erhebungsinstrumente in mehrerlei Hinsicht vorteilhaft. Befragen Sie Ihre Kunden allerdings zu Themen, die sie nicht interessieren, werden Sie aufgrund der Untersuchung wohl kaum entscheidende Leistungsverbesserungen erzielen oder die Wirkung Ihrer speziellen Leistungen ermitteln können.

5. *Wann ist der richtige Zeitpunkt für eine Untersuchung?*
Viele Organisationen befragen Ihre Kunden einmal im Jahr, andere führen kontinuierlich Erhebungen über die Zufriedenheit durch. Einige Pflegeheime senden z. B. zwei Wochen nach der Entlassung an alle Kurzzeitbewohner einen Fragebogen. Der Zeitpunkt für eine Untersuchung hängt also in gewisser Weise von den Bedürfnissen der Organisation ab. Eine Untersuchung alle zwei Jahre kann ebenfalls ausreichend sein, besonders wenn das Budget knapp ist. Andererseits helfen aktuelle Informationen bei der Beurteilung der Situation und entstehende Probleme können rechtzeitig erkannt werden. Dass eine einzige Untersuchung nicht ausreichend ist, muss wohl kaum erwähnt werden. Organisationen verändern sich ständig – nicht selten sogar drastisch – und zehn Jahre alte Daten zur Zufriedenheit der Kunden sind für die heutige Situation sicherlich nicht mehr relevant. Informationen im aktuellen Jahr verlangen vielleicht eine kleine Studie, die Informationen im darauffolgenden Jahr können jedoch eine größere Untersuchung notwendig werden lassen. Die Ausrede «das haben wir schon immer so gemacht» mag zwar verführerisch sein, besonders wenn sich Veränderungen in der Kundenzufriedenheit bereits über mehrere Jahre abgezeichnet haben. Doch wenn jedes Projekt zur Untersuchung der Kundenzufriedenheit damit begonnen wird, Ziele, Prioritäten und verfügbare Optionen neu zu beurteilen, können sich dadurch neue erstaunliche Wege zur Gewinnung von Kundeninformationen ergeben. Ein weiterer Vorteil regelmäßiger Untersuchungen besteht darin, dass den Kunden vermittelt wird, ihre Meinung ist wichtig für Sie. Man denke nur an den so genannten Hawthorne-Effekt, benannt nach dem im Elektrizitätswerk Hawthorne durchgeführten Experiment. Bei diesem Experiment hatten unterschiedliche Lichtverhältnisse keine Auswirkung auf die Produktivität der Angestellten. Die Forscher kamen zu der Ansicht, dass Angestellte, die an der Studie teilnahmen, die ihnen entgegengebrachte Aufmerksamkeit derart schätzten, dass sie ungeachtet der Arbeitsbedingungen ein hohes Produktivitätsniveau beibehielten. Die Befragung der Kunden was sie von den erbrachten Leistungen halten, ist ebenfalls eine gute Methode ihnen zu zeigen, dass sie wichtig für Sie sind.

Wie durch die soeben behandelten Fragen klar geworden sein dürfte, beinhaltet die Wahl einer Methode zur Messung der Kundenzufriedenheit eine Reihe von Entscheidungen und Zwängen. In den folgenden Kapiteln werden einige Organisationen vorgestellt, die Untersuchungen zur Kundenzufriedenheit auf verschiedene Arten durchgeführt haben.

Teil II

Verschiedene Ansätze zur Ermittlung der Kundenzufriedenheit

5. Die Kundenzufriedenheit mit der häuslichen Pflege

5.1 Einführung

Als Reaktion auf die Kritik, dass unser Langzeitpflegesystem zu sehr auf die Versorgung in Pflegeheimen ausgerichtet sei, schossen häusliche Pflegedienste wie Pilze aus dem Boden. Dieser Wandel vollzog sich kontinuierlich in den letzten 20 Jahren, vornehmlich durch Medicaid- und Medicare-Programme und auch infolge zusätzlicher vom Staat zur Verfügung gestellter Gelder. Die Anwendung der staatlichen Versicherungsprogramme auf Langzeitpflege, die nicht in dafür vorgesehenen Einrichtungen stattfindet, hat die Bestrebungen hin zu häuslichen Pflegediensten weiter gefördert. 1982 verwendete Medicaid etwa 1,2 % der Ausgaben für häusliche Langzeitpflege. 1987 war der Anteil bereits auf 10 % der Gesamtausgaben gestiegen, und dieser Anstieg setzte sich innerhalb der nächsten zehn Jahre weiter fort. 1990 beliefen sich die Ausgaben auf 13,4 %, 1993 auf 16 % und 1996 mit 10 Milliarden US-Dollar auf 20,7 %. Die Ausgaben verteilten sich auf drei Komponenten der Medicaid-Programme, nämlich auf die persönlichen Pflegedienste, auf die heim- und gemeindegestützten so genannten Verzichtsleistungen (waiver services) und die häusliche Pflege.

Bei den häuslichen Gesundheitsprogrammen von Medicare sind die Ausgaben ebenfalls gestiegen, von 2,5 Milliarden US-Dollar im Jahr 1987 auf über 12 Milliarden Dollar im Jahr 1996. Für 1998 werden die Ausgaben auf etwa 20 Milliarden Dollar geschätzt. Die Steigerung der Ausgaben ist teilweise auf geänderte Programmregelungen zurückzuführen, die eine Zunahme der Leistungserbringer zur Folge hatten. Grund dafür ist die Erweiterung der staatlichen Zuwendungen auf häusliche Pflege und die Einführung des Vorauszahlungssystems in Krankenhäusern.

Obgleich es der größeren Verbreitung der häuslichen Pflege zugesprochen wird, dass kranken und behinderten Menschen mehr Versorgungsmöglichkeiten zur Verfügung stehen, werden gleichzeitig wachsende Bedenken über die Qualität dieser Versorgung geäußert. Zu Hause betreute Patienten leiden häufig an schweren körperlichen oder kognitiven Störungen, leben meist allein und haben nur zu ihrer Pflegekraft Kontakt. Diese Betreuungspersonen werden meist schlecht bezahlt und sind nur unzureichend ausgebildet. Bestrebungen zur Erhaltung einer angemessenen häuslichen Pflege beinhalten zahlreiche Programme. Ein wichtiger Bestandteil einer jeden Qualitätsstrategie ist jedoch die Entwicklung von Mechanismen zur Messung der Kundenzufriedenheit. In diesem Kapitel werden einige Ansätze zur Gewinnung von Kundeninformationen beschrieben, darunter auch spezielle Techniken und das dafür notwendige Instrumentarium.

5.2 Definition der häuslichen Pflege

Die häusliche Pflege ist kein neues Phänomen. Der erste offizielle häusliche Pflegedienst wurde in den USA gegen Ende des 19. Jahrhunderts gegründet (Phillips, 1989). Der größte Teil der Pflege und der Betreuung kranker Menschen wurde schon immer zu Hause durchgeführt, häufig durch Pflegende ohne Ausbildung. Trotz dieser langen Tradition wurde eine genaue Definition der häuslichen Pflege in den letzten zehn Jahren immer schwieriger und komplizierter, da zu den angebotenen Diensten immer neue medizinische und nicht-medizinische Leistungen hinzukommen. Die häusliche Pflege lässt sich heute in drei Hauptkategorien aufteilen:

- Die Unterstützung im Haushalt beinhaltet Dienstleistungen, die an eine Hotelumgebung erinnern. Dazu gehören das Führen des Haushalts, Einkaufen und Wäsche waschen.
- Die persönliche Betreuung oder Pflege bietet Unterstützung bei den Aktivitäten des täglichen Lebens wie z. B. Waschen und Ankleiden und Unterstützung beim Umgang mit Geräten, z. B. beim Kochen sowie andere unterstützende Dienstleistungen wie das Monitoring.
- Die Pflege beinhaltet verschiedene Pflege- und Gesundheitsdienste, wie z. B. das Verabreichen von Medikamenten, Katheter- und Stomapflege, Hautpflege und Rehabilitationsmaßnahmen. Die Gesundheitsüberwachung und Seminare zur Selbstpflege gehören ebenfalls in diese Kategorie.

Neben den Unterschieden beim Angebot der Dienstleistungen, die in der Definition der häuslichen Pflege enthalten sind, gibt es auch Unterschiede bei der Art der Dienstleister, der Festlegung der Leistungen und bei den Finanzierungs- und Erstattungsmodellen. Jeder dieser Faktoren wird die Methode zur Messung der Kundenzufriedenheit mit der häuslichen Pflege beeinflussen.

5.3 Herausforderungen an die häusliche Pflege

Für einen strukturierten Ansatz zur Messung der Kundenzufriedenheit beginnen wir zunächst mit der Untersuchung der verschiedenen Probleme, die häufig bei der

Bereitstellung häuslicher Pflege auftreten. Bei bekannter Problematik lassen sich leichter Ergebnisse, Maßnahmen und verschiedene Methoden zur Datengewinnung in der häuslichen Pflege entwickeln.

Die große Anzahl der Dienstleister und Dienstleistungen führt zu den verschiedensten Problemen. Bei den Pflegediensten für die persönliche Betreuung und Pflege gibt es nach unserer Erfahrung, die auf zahlreichen Forschungs- und Demonstrationsprogrammen sowie auf Pflegeprogrammen von Staat und Gemeinden basiert, typische Problemfälle, welchen sich die meisten Programme zur häuslichen Pflege gegenüber sehen. Solche typischen Probleme sind z. B.: Nichterscheinen der Betreuer, Nichterfüllung der Aufgaben, Respektlosigkeit der Betreuer gegenüber den Patienten, geringe Kenntnisse der Gesundheits- und Pflegetätigkeiten, schlechtes Verhältnis zwischen Betreuungsperson und Patient, Diebstahl, grobe Behandlung bis hin zur Misshandlung, sowohl körperlich als auch verbal. Aufgrund der sehr persönlichen Natur der häuslichen Pflege ist die Beziehung zwischen Betreuungsperson und Patient entscheidend für die Qualität. Auch wenn das Fachwissen der Pflegekraft sehr wichtig ist, zeigen die Ergebnisse unserer Forschung, dass dieses Wissen Einschränkungen bei der persönlichen Betreuung von Pflegeempfängern nicht kompensieren kann (Woodruff, Applebaum, 1996).

Eine gute, versierte häusliche Pflege muss einen Ausgleich zwischen fachlich guter Pflege und dem Wunsch des Patienten nach individueller Betreuung schaffen. Die meisten Bedenken bei der häuslichen Pflege konzentrierten sich auf Kosten, Betrug und Missbrauch sowie die klinischen Erfolge. Verschiedene Initiativen, wie z. B. die Studie der Nationalen Pflegeliga (National League of Nursing Pulse), untersuchten die Meinung der Patienten hinsichtlich der Pflege.

5.4 Verschiedene Ansätze zur Messung der Kundenzufriedenheit

Wie bereits in den Kapiteln 3 und 4 erläutert, gibt es zahlreiche Methoden zur Messung der Kundenzufriedenheit mit den häuslichen Pflegediensten. Zu den dort beschriebenen Bestrebungen der Pflegedienste und der Forscher zählen persönliche oder telefonische Befragungen, schriftliche Befragungen, Protokolle und Tagebücher der Patienten, Gruppenbefragungen, Einzelbefragungen oder Fallstudien, professionelle Beobachtungen, Befragungen von Familienangehörigen oder Betreuungspersonen sowie das Verfolgen des Gesundheitszustandes der Patienten oder das Protokollieren von Beschwerden.

Unsere Empfehlung an Pflegedienste lautet, vor der eigentlichen Gewinnung von Kundeninformationen eine generelle Strategie zur Datenerhebung zu entwickeln. Jede Datenerhebung ist mit Kosten verbunden, sowohl für Pflegedienst und Forscher als auch für die Kunden und deren Familien. Auch wenn die Meinung der Kunden entscheidend für die Qualität der Pflege ist, so bleibt das oberste Ziel der Pflegedienste doch das Leisten einer qualitativ guten Pflege. Die Methode zur Gewinnung von Kundeninformationen muss also die Mindestmenge an Daten liefern, auf deren Basis suffiziente Entscheidungen getroffen werden können, die zur Verbesserung der Qualität notwendig sind. Werden zu viele Daten erhoben, bedeutet dies, dass sich der Pflegedienst zum Opfer der Erhebung macht. Werden zu wenige Daten erhoben, müssen auf der Grundlage eingeschränkter Informationen wichtige Entscheidungen getroffen werden.

Um eine Strategie zur Datengewinnung zu entwickeln, muss eine Organisation mehrere Dinge berücksichtigen, darunter die Größe der Organisation und das zur Verfügung stehende Budget, die Art der Kunden, die verschiedenen Kundengruppen sowie deren Bedürfnisse und Erwartungen, das Niveau des internen Knowhow, Industrienormen und den Grad des eigenen Engagements zur Qualitätsverbesserung.

Die Datengewinnung ist teuer und daher ist es für Organisationen zur Entwicklung einer Methode wichtig, die soeben angesprochenen Bereiche kritisch zu beurteilen. Dazu sollte sich die Organisation folgende Fragen stellen: Welche Ressourcen stehen zur Datengewinnung zur Verfügung? Welches Informationsverarbeitungssystem steht zur Verfügung? Besteht Bedarf an externer Beratung? Können unsere Kunden schriftliche Fragen zur Zufriedenheit beantworten? Sind andere Methoden zur Messung der Zufriedenheit vorgesehen? Gibt es jahreszeitlich bedingte Veränderungen in der Pflegepraxis, welche die Kunden beeinflussen? Gibt es Indikatoren, wie z. B. die Vertragsdauer des Patienten mit dem Pflegedienst, welche die Datenerhebung beeinträchtigen können? Stehen der Organisation weitere Informationen zur Verfügung?

Jede Methode zur Gewinnung von Kundeninformationen muss also sowohl in einem generellen Kontext zur Qualitätsverbesserung als auch unter Berücksichtigung der soeben genannten Faktoren entwickelt werden. Hat man sich auf eine Methode festgelegt, so werden im nächsten Schritt die Einzelheiten der Datengewinnung innerhalb jedes einzelnen Bereiches festgelegt. Wie bereits oben erwähnt, empfehlen wir einen breiten Ansatz zur Datengewinnung, bei dem Kundeninformationen auf verschiedene Weise gewonnen werden. Bei dieser Methode werden die qualitative Datengewinnung in einer kleinen Stichprobe (z. B. Gruppenbefragungen), mittelgroße Ansätze (z. B. Kundenprotokolle oder Tagebücher) und groß angelegte Fragebogenaktionen miteinander kombiniert. So gewinnt man den größten Einblick in die Erfahrungen der Kunden mit dem Pflegedienst. Im Folgenden wird nun die Anwendung der verschiedenen Methoden bei der häuslichen Pflege näher erläutert.

5.4.1 Klein angelegte Untersuchungen

Wie bereits in Kapitel 3 dargelegt, empfehlen wir für einen ersten Einblick in die Erfahrungen der Kunden klein angelegte Untersuchungen. Wir haben uns bei unseren Studien zur Datengewinnung auf Gruppenbefragungen, Einzelbefragungen, Fallstudien, Kundenprotokolle und Tagebücher konzentriert.

Gruppenbefragungen

Gruppenbefragungen wurden bereits in Kapitel 3 behandelt. Sie sind ein ausgezeichnetes Mittel zur Gewinnung von detaillierten Informationen über die Durchführung von Programmen oder über die Meinung der Kunden zu der verfügbaren Dienstleistung oder zur Erbringung der Leistung. Bei einer kleinen, nicht zufällig ausgewählten Untersuchungsgruppe besteht nicht der Anspruch, dass die Meinungen zu den erbrachten Leistungen repräsentativ sind, sondern solche Gruppen sollen zeigen, was Patienten von der Versorgung halten. Bei der Gruppenbefragung soll mit Hilfe der Interaktionen und der Erfahrungen der Patienten die Qualität der Versorgung ermittelt werden. Die Themen in einer solchen Gruppe vermitteln dem Pflegedienst eine Vorstellung davon, welche Bereiche der Dienstleistung wichtig oder problematisch sind, und unterstützen dabei die Vorbereitungen für die Gewinnung weiterer Informationen.

Ein ambulanter Case-Management-Pflegedienst beabsichtigte die Verwendung eines besonderen Modells in einer Wohnanlage für Senioren. Familienfürsorger und Pflegekräfte sollten dort als Team eingesetzt werden. Es war vorgesehen, die Dienstleistungen über den Tag verteilt in kürzeren Einheiten als den sonst üblichen 2- oder 4-Stunden-Einheiten zu erbringen. Man erhoffte sich für die Kunden dadurch größere Flexibilität und eine Verbesserung der Qualität der Leistungen. Vor der Einführung erfragte der Pflegedienst jedoch die Meinung der Kunden zu dem geplanten Modell und auch deren Vorstellungen, wie die Versorgung gestaltet werden sollte. Die Patienten vertraten unterschiedliche Meinungen zu der Neuerung. Einerseits gefiel ihnen die Vorstellung, dass die Betreuungsperson mehrmals am Tag zur Verfügung stehen sollte, andererseits hatten sie Bedenken, dass die festgelegten Zeiteinheiten zu kurz sein könnten und sie somit nicht genügend Zeit mit ihrer Betreuungsperson verbringen würden.

Nachdem der Pflegedienst die möglichen Problembereiche erkannt hatte, wurde versucht das Programm so zu gestalten, dass für jeden Patienten genügend Zeit zur Verfügung stehen würde. Gleichzeitig wurden die Menschen darüber informiert, wie diese Veränderung ihre Betreuung verbessern könnte. Die angesprochenen Themen wiesen das Planungs- und Evaluierungspersonal weiter darauf hin, welche Bereiche möglicherweise die Zufriedenheit ihrer Kunden beeinflussen könnten. Diese Bereiche wurden anschließend durch schriftliche Befragungen mit Hilfe einer größeren Stichprobe näher untersucht. Weitere Themen bei Gruppenbefragungen von ambulanten Pflegeempfängern behandelten z. B. den Umgang mit den Kunden aus deren Sicht bei der Anmeldung zum Pflegedienst, die Frage, ob Kunden größeren Einfluss auf den ambulanten Pflegedienst und die Pflegekräfte haben sollten, wie die Kostenaufteilung der ambulanten Pflegeprogramme strukturiert werden sollte und aus welchen Gründen sich Patienten entschließen, die ambulante Pflege zu beenden und in ein Pflegeheim zu wechseln.

Untersuchungsgruppen bestehen in der Regel aus sieben bis zehn Teilnehmern und einem Moderator und dauern zwischen 60 und 90 Minuten. Aufgrund der kleinen Teilnehmerzahl kann keine zufällige oder repräsentative Auswahl der Teilnehmer erfolgen, doch es kann versucht werden, Patienten auszuwählen, die unterschiedliche Standpunkte vertreten. Wir bedanken uns in unseren Studien bei den Teilnehmern meist entweder mit einem Geldbetrag (etwa 15 Dollar) zur Deckung der Transportkosten oder mit einem kleinen Geschenk. Ambulant betreute Patienten benötigen meist Hilfe bei Fahrten, die wir ihnen gerne anbieten.

Intensivinterviews

Intensivinterviews dienen ebenfalls zum besseren Verständnis der Kundenmeinung zu erbrachten Leistungen. Wir führen solche Interviews auf zwei verschiedene Arten durch. Eine Art ähnelt der Zielsetzung bei Gruppenbefragungen, das heißt die Befragung wird durchgeführt, um zusätzliche Informationen zu einem bestimmten Thema oder Problem zu erhalten. Bei der anderen Art wird die Befragung als spezielle Qualitäts- und Zufriedenheitsmessung durchgeführt, indem mit den Kunden über die aktuell bezogenen Dienstleistungen gesprochen wird.

Die erste Methode wird dann angewandt, wenn ein Pflegedienst über Veränderungen des Pflegeprogramms nachdenkt oder über die Gestaltung und den Aufbau des Pflegeprogramms unzufrieden ist. Ein Pflegedienst machte sich beispielsweise Gedanken darüber, ob die Aufnahmeprozedur für neu angemeldete ambulante Patienten zu anstrengend sei, und führte daher Einzelbefragungen zu diesem Thema durch. Die Patienten wurden befragt, wie sie die Aufnahmeuntersuchung mit dem Interview empfunden hatten, warum ihrer Meinung nach ein solch umfassendes Interview wichtig sei und welchen Eindruck der Pflegedienst bei ihnen hinterlassen hatte. Auf der Grundlage mehrerer solcher Befragungen veränderte der Pflegedienst zwei Dinge. Zum einen erklärte das Personal den zukünftigen Patienten ausführlicher, warum manche sehr persönliche Fragen wichtig sind, und zum anderen wurde entschieden, dass nicht alle Fragen unbedingt beim ersten Treffen behandelt werden müssen, solange sichergestellt war, dass die wichtigen Themen besprochen wurden.

Solche Einzelbefragungen zur Beurteilung der Pflegequalität und der Zufriedenheit der Kunden wurden in einigen ambulanten Pflegediensten als Teil des Qualitätssicherungsprozesses oder als Teil des Verbesserungsplans eingesetzt. In einem von uns entworfenen Qualitätsverbesserungssystem für einen amerikanischen Bundesstaat wurden die Teilnehmer für eine Einzelbefragung auf zwei verschiedene Weisen ausgesucht: entweder zufällig aus der Kundenkartei des Pflegedienstes oder aufgrund irgendeines Problems, das sie im letzten Vierteljahr beklagten. So ein gemischtes Auswahlverfahren kann für einige Pflegedienste, die an der Meinung ihrer Kunden interessiert sind, sehr nützlich sein.

Die Einzelbefragungen decken Fragen und Tests zur erhaltenen Pflegeleistung sowie das Wissen und die Gefühle der Kunden zu den Leistungen ab. Zu einer Befragung hinsichtlich der Qualitätsverbesserung gehören eine allgemeine Diskussion, spezielle Fragen über die erhaltenen Pflegeleistungen, ein Austausch über die Lebensqualität, Beziehung und Interaktionen mit den Pflegenden und die Gedanken des Patienten zu der Tatsache, ein Empfänger häuslicher Pflege zu sein. Die Interviews dauern in der Regel 75 bis 90 Minuten. Das Ergebnis dieser Befragungen sind wichtige Informationen über die Leistungen der einzelnen Pflegepersonen und Pflegedienste sowie die Erkenntnis, welche Pflegeaspekte für die Patienten am wichtigsten sind.

Ergebnisse dieser Interviews zeigen, dass auch die Befragung von eher zurückhaltenden Patienten, die ungern Auskunft geben, interessante Einblicke in die Arbeit der Pflegedienste gewähren. Die Informationen der Befragungen lassen sich zur Verbesserung der Leistungen bestimmter Anbieter einsetzen und sind für die Gestaltung des Pflegeangebots sehr nützlich. Die Struktur der Interviews gibt den Patienten die Möglichkeit, Informationen und Erfahrungen, die sie vielleicht ungern mit dem Pflegedienst selbst besprechen möchten, mitzuteilen. Ein Beispiel für ein solch spezifisches Feedback betrifft eine Patientin, die sich nach einem einstündigen Interview sehr zögerlich über ihre Betreuerin, die sie im Allgemeinen sehr gern mochte, beschwerte. Die Patientin gab zu, dass es sie ziemlich störte, wenn die Betreuerin rauchte. Es stellte sich heraus, dass dies für die Patientin buchstäblich lebensgefährlich war, da sie an einem Emphysem litt. Bei einem weiteren Interview stellte sich heraus, dass die Pflegekraft einer Patientin nicht mehr zur Arbeit kam, nachdem der Fernseher kaputt gegangen war. Bei einer anderen Befragung wurde ein sehr positives Erlebnis dargestellt. Eine allein lebende Patientin, die außer dem ambulanten Pflegedienst keine Unterstützung hatte, berichtete, dass ihre Pflegekraft auch an ihren freien Tagen zu ihr kommen würde, da sie wusste, dass sich sonst niemand um die Frau kümmerte.

Informationen aus solchen Interviews lassen sich von Pflegediensten sehr gut verwerten, um sowohl strukturelle Probleme bei der Erbringung der Pflegeleistungen als auch spezifische Probleme und Beschwerden zu bewältigen. Auch wenn solche Befragungen, die nur mit wenigen Kunden durchgeführt werden, bestimmte Probleme nicht repräsentativ beschreiben, so liefern sie dennoch wichtige Informationen über die Leistung der Pflege. Und sind diese Probleme auch atypisch, so müssen sie dennoch erkannt und auch behoben werden. Die Ergebnisse der Befragungen können auch für größer angelegte Studienvorhaben verwendet werden.

Fallstudien

Eine weitere Möglichkeit zur Gewinnung von Kundeninformationen sind Fallstudien. Bei Fallstudien werden Pflegesituationen über einen längeren Zeitraum eingehend beurteilt, z. B. mit Hilfe von Befragungen, Beobachtungen, Analysen von Kundenprotokollen oder einer Kombination aus diesen Methoden. Bei einer Fallstudie konzentriert man sich entweder auf einen bestimmten Prozess (Beurteilung, Pflegeplanung, Überwachung der Pflegekräfte durch die Patienten) oder aber auf die Pflegeleistungen insgesamt. Bei einer kürzlich von uns durchgeführten Fallstudie zum Beurteilungs- und Pflegeplanungsprozess eines ambulanten Pflegedienstes überprüften unsere Mitarbeiter die Aufzeichnungen zur Beurteilung und zum Pflegeplan von einigen Patienten mit dem Ziel, die Stärken und Schwächen dieses Ansatzes zu erkennen. Sie beobachteten den Beurteilungsprozess, befragten Patienten und unterhielten sich mit Pflegemanagern über den Pflegeplan. Bei einer anderen Fallstudie mit ambulanten Pflegeempfängern verbrachte eine unserer Mitarbeiterinnen drei Monate mit sechs verschiedenen Patienten, um von ihnen zu erfahren, was für sie eine qualitativ gute Pflege ausmachte. Bei dieser Studie verbrachte die Mitarbeiterin jeden Tag ein bis zwei Stunden mit einem Patienten, und konnte so erfahren, was Qualität bedeutete. Die Ergebnisse dieser Studie unterstrichen, welchen Stellenwert Wahlmöglichkeiten und Autonomie der Patienten für eine qualitativ gute Pflege haben (Woodruff, Applebaum, 1996).

Der Einsatz von Fallstudien ist sehr zeitaufwändig, weshalb diese eher selten verwendet werden, insbesondere von Organisationen, die auf interne Ressourcen zurückgreifen müssen. Sie lassen sich jedoch sehr gut in Zusammenarbeit mit anderen Institutionen einsetzen. In vielen Städten sind Universitätsstudenten auf der Suche nach praktischen Projekten. Fallstudien sind eine Möglichkeit, die für beide Seiten, den Pflegedienst und die Studierenden, Vorteile bringen. Der Vorteil ist, dass mit Hilfe dieser Technik Einblick in das Mysterium «Pflegequalität» gewährt wird, was mit anderen Untersuchungsmethoden oft nur schwer möglich ist. Nachteilig ist, dass solche Fallstudien sehr zeitaufwändig, teuer und meist jenseits des Budgets und des Know-hows des jeweiligen Pflegedienstes liegen. Wählt man jedoch das beschriebene Modell der Zusammenarbeit, so kann man diese Einschränkungen umgehen.

Kundentagebücher

Kundentagebücher wurden in zahlreichen Forschungsprojekten eingesetzt, um von den Studienteilnehmern detaillierte Informationen über Bereiche wie z. B. Nutzung der Pflege, Erhalt von Pflegeleistungen, körperliche Gesundheit und Funktionsfähigkeit und Ausgaben der Patienten zu erhalten. Auch wenn sich dieser Ansatz nicht konkret auf die Kundenzufriedenheit konzentrierte, zeigte unsere Arbeit doch, dass diese Methode gut in diesem Bereich eingesetzt werden kann. Dabei werden die Patienten mit Tagebüchern versorgt und gebeten, Tätigkeiten,

Reaktionen, Beobachtungen und Gedanken bzw. Kommentare über die erhaltenen Pflegeleistungen niederzuschreiben. Das Führen des Tagebuchs lässt sich in vielerlei Weise gestalten. Bei den meisten Untersuchungen ist die Struktur der Einträge bereits vorgegeben, das heißt die Patienten werden angewiesen, sich zu bestimmten Themenbereichen zu äußern, wie z. B. die regelmäßige Anwesenheit der Pflegekräfte, Pünktlichkeit, Einsatz von Ersatzpersonen und andere beschreibende Themenkomplexe. Daneben sollten die Dienstleistungen auch beurteilt werden. Dazu wurden die Patienten angehalten, Verhaltensweisen hinsichtlich bestimmter Qualitätsmerkmale zu notieren, wie z. B. dem Patienten entgegengebrachte Würde und Respekt, Kenntnis der Pflegetechniken und der individuellen Situation des Patienten sowie die Bereitschaft, auf Wünsche und Bedürfnisse des Patienten einzugehen.

Kundenprotokoll

Ein Kundenprotokoll – basierend auf dem Konzept der Nielsenskalen – wurde als Dokumentationsform für die Patienten verwendet, um ihre Erfahrungen mit dem Pflegedienst zu beschreiben. Dabei bat man bei einer kürzlich durchgeführten Studie eine zufällig ausgewählte Stichprobe als «Nielsen-Familie» teilzunehmen. Dieses Konzept wurde von den Teilnehmern schnell akzeptiert, da sie es aus dem Fernsehen hinreichend kannten. Die Einstufung der ambulanten Pflege anhand der Nielsenskala erfolgte sowohl für persönliche Pflegedienste als auch für Essensdienste. Die ausgewählten Personen wurden zunächst telefonisch kontaktiert, um sie über den Inhalt des Projekts zu unterrichten, um festzustellen, ob sie geistig in der Lage wären an der Untersuchung teilzunehmen und ob sie Interesse an einer Teilnahme hätten. Die schließlich ausgewählten Familien wurden persönlich aufgesucht, um ihnen ihre zukünftigen Verantwortungsbereiche zu erklären. Sie mussten eine schriftliche Teilnahmebestätigung ausfüllen und wurden in der Handhabung der Protokolle und des gesamten Prozesses geschult.

In jedem Quartal erhielten die Teilnehmer eine Woche lang Protokollformulare mit der Post, die sie anschließend ausgefüllt in einem adressierten und frankierten Rückumschlag wieder zurücksenden sollten. Das Formular enthielt spezielle Fragen zur Beantwortung und zusätzlich Raum für weitere Kommentare. Die Kategorie zum Lieferservice des Mittagessens enthielt beispielsweise die Fragen: «Kam das Essen pünktlich?», «hat Sie der Fahrer respektvoll behandelt?», «hat Ihnen das Essen geschmeckt?» Die Teilnehmer beantworteten täglich diese Fragen und notierten zusätzlich allgemeine Beobachtungen zu den vorgegebenen Themenbereichen. Am Ende wurde eine zusammenfassende Darstellung erbeten. Für den persönlichen Pflegebereich wurde ein ähnlicher Vorgang verwendet.

Der Ansatz nach Nielsen hatte den Vorteil eines persönlichen Interviews, da die Teilnehmer zu Beginn ausführlich eingearbeitet wurden, war aber längst nicht so zeit- und kostenintensiv. Im Allgemeinen nahmen die Studienteilnehmer ihre Verantwortung als «Nielsen-Familie» sehr ernst, nachdem sie persönlich instruiert worden waren. Dies zeigte sich bereits in der Testphase. Unser Team hatte beschlossen, die Protokollformulare erst einige Tage vor dem Abgabetermin an die teilnehmenden Personen zu verschicken. In einem Quartal verzögerte sich der Versand und die Protokolle waren am Tag der geplanten Abgabe noch nicht bei den Teilnehmern eingetroffen. Daraufhin riefen bei dem zu beurteilenden Pflegedienst zahlreiche Personen an und fragten, wo denn die Formulare bleiben würden.

Das Protokoll- oder Tagebuchsystem hat gegenüber klein oder groß angelegten Studienansätzen verschiedene Vorteile. Es ermöglicht dem Pflegedienst bzw. den Forschern mehr Kunden zu befragen, wodurch eine größere Zuverlässigkeit der Untersuchungsergebnisse erzielt wird. Daneben gewinnt man einen sehr guten Einblick in die Art und Weise, wie die Pflege vermittelt wird. Auch wenn sich die Informationen nicht so gut verallgemeinern lassen wie die der groß angelegten Studien, beinhalten sie doch ausführlichere Details. Für Pflegedienste mit begrenzten finanziellen Mitteln stellen sie eine ausgezeichnete Methode dar, um qualitativ hochwertige Informationen von ihren Kunden zu einem niedrigeren Preis als bei persönlichen Einzel- oder Gruppenbefragungen zu gewinnen.

Elektronische Kommunikation

Die elektronische Kommunikation stellt die neueste Kommunikationsform mit den Kunden dar. Diese Methode wird bereits bei laufenden Untersuchungen auf zwei verschiedene Arten angewandt. Bei einer Studie im Bundesstaat Wisconsin sind die Teilnehmer über das Internet miteinander verbunden und können sich über ihre Krankheit, die Dienstleistungen und die Behandlungsmethoden austauschen. An Brustkrebs erkrankte und zu Hause betreute Frauen haben hier die Möglichkeit, mit anderen Frauen über sachliche und emotionale Pflegeaspekte zu reden. In einem zweiten Ansatz steht der Pflegedienst per E-Mail mit seinen Kunden in Verbindung. Hier können Antworten auf gezielte Fragen des Dienstleisters gegeben werden und es steht ein offener Chatroom oder ein Beschwerdekanal zum Pflegedienst zur Verfügung, durch den der Dialog zwischen Dienstleister und Dienstempfänger gefördert wird. Der Vorteil dieses Ansatzes liegt wiederum bei dem geringen Kostenaufwand und gleichzeitigem Einblick in die Art und Weise der Leistungserbringung. Die Verfügbarkeit der notwendigen Technologie und die damit verbunden Kosten bedeuten unter Umständen, dass viele ältere Kunden nicht an dieser Untersuchungsmethode teilnehmen können. Diese Variante wird wahrscheinlich erst in Zukunft durchführbar werden, wenn der Zugang zum Internet ähnlich selbstverständlich wird wie der Besitz eines Telefons.

5.5 Groß angelegte Studien

Obwohl klein angelegte Untersuchungen interessante Informationen über die Art und Weise erbrachter und empfangener Pflegeleistungen liefern, sind sie nicht als einzige Methode zur Beurteilung der Kundenzufriedenheit denkbar. Sie sind zeitaufwändig und dürfen außerdem aufgrund der kleinen und nicht zufällig ausgewählten Stichprobe nicht überbewertet werden. Für umfassendere und repräsentativere Informationen verlässt man sich in Amerika auf die sogenannten Sozialstudien, die in der amerikanischen Kultur fest verankert sind. Angefangen mit Wahlumfragen bis hin zu Marketingumfragen per Telefon (bevorzugt während der Essenszeiten) hat das amerikanische Volk viel Erfahrung mit Befragungen der Bevölkerung. Dabei werden vornehmlich drei Formen der Datengewinnung eingesetzt: die persönliche, die telefonische und die schriftliche Befragung. Wie bereits in Kapitel 4 erläutert, spielen die Aspekte Kosten der Datengewinnung, Antwortrate, Zuverlässigkeit und Gültigkeit der Daten sowie die Art der Informationen, die durch die verschiedenen Befragungsarten ermittelt werden können, eine entscheidende Rolle bei der Wahl einer Untersuchungsmethode. Auf den verbleibenden Seiten dieses Kapitels beschäftigen wir uns mit diesen verschiedenen Methoden zur Messung der Kundenzufriedenheit.

Die verschiedenen Methoden weisen zwar unterschiedliche Stärken und Schwächen auf, es gibt jedoch einige grundlegende Prinzipien bei der Datengewinnung, die unserer Meinung nach unabhängig von der angewandten Methode unbedingt beachtet werden sollten. In Kapitel 3 wurde bereits hervorgehoben, dass konkrete Fragen besser geeignet sind als allgemein gehaltene Fragen. So ist die Frage: «War Ihre Pflegekraft heute pünktlich?» den Fragen «wie hält Ihre Betreuungsperson die vereinbarten Termine ein?» oder «wie zufrieden sind Sie mit der Pünktlichkeit Ihrer Betreuungsperson?» immer vorzuziehen. Antworten auf allgemeine Fragen zur Zufriedenheit unterscheiden sich in der Regel kaum voneinander oder, mit anderen Worten, spiegeln meist einen hohen Zufriedenheitsgrad wider. Darüber hinaus beeinflussen zahlreiche andere Faktoren die Antworten der Kunden, darunter Antwortkategorien auf bestimmte Fragen, Tages- oder Jahreszeit, Länge der Befragung, Typ und Stil des Interviewers bzw. Form der Untersuchung, Entscheidungsrichtlinien zur Verwendung von Stellvertretern, der Vorgang der Datengewinnung sowie der Umstand, inwieweit die Befragten ohne Schuldgefühle ihre Meinung zu der Dienstleistung äußern. Diese Faktoren beeinflussen die Datengewinnung zwar bei allen drei Untersuchungsmethoden, doch die Auswirkungen können sich je nach Wahl der Methode durchaus unterscheiden. Die möglichen Unterschiede werden in der zusammenfassenden Übersicht über die Beurteilungsmethoden der ambulanten Pflege untersucht.

5.5.1 Persönliche Befragungen

Persönliche Befragungen eignen sich ausgezeichnet zur Gewinnung von Informationen für die Beurteilung der Kundenzufriedenheit, insbesondere wenn es sich bei den Patienten um chronisch kranke Menschen handelt. Bei persönlichen Interviews werden meist geschlossene Fragen gestellt und strukturierte Antwortmöglichkeiten vorgegeben. Wie bereits oben erwähnt, sollten unbedingt konkrete Fragen zu den untersuchten Dienstleistungsbereichen gestellt werden. Folgende Bereiche sollten dabei abgedeckt sein: mein Fürsorger/meine Pflegerin verlässt mich früher als vorgesehen, mein Fürsorger/meine Pflegerin ist unhöflich zu mir, mein Fürsorger/meine Pflegerin kommt häufig zu spät und ignoriert meine Wünsche, wie bestimmte Dinge erledigt werden sollten. Eine allgemeine Frage zur Zufriedenheit kann natürlich gestellt werden, doch unsere Erfahrung hat gezeigt, dass die meisten Patienten ungeachtet der Qualität der Pflege eine positive Antwort darauf geben werden. Daher eignen sich die konkreten Fragen sehr viel besser, um unterschiedliche Auffassungen der Patienten zu ermitteln. **Tabelle 5-1** liefert einen Überblick über einige Instrumente, die zur Beurteilung der Kundenzufriedenheit in der häuslichen Pflege eingesetzt werden. Unterschiedliche Pflegeprogramme, unterschiedliche Patiententypen, geographische Lage, kulturelle und ethnische Unterschiede und zahlreiche andere Faktoren beeinflussen dabei die Wahl und die Eignung der Fragen. Daher muss die Auswahl der Fragen unter Berücksichtigung und im Zusammenhang mit diesen Faktoren erfolgen.

In der Übersichtstabelle sind drei Beispielsinstrumente zur Untersuchung der Kundenzufriedenheit im Bereich Pflegemanagement und häusliche Krankenpflege aufgeführt. Auch wenn es einige Unterschiede bei den verschiedenen Ansätzen gibt, so sind ihnen doch manche grundlegenden Prinzipien gemeinsam. Bei allen drei Untersuchungsinstrumenten werden gezielte Fragen gestellt, ausgewogene Antwortkategorien vorgegeben, die Informationen entweder persönlich oder telefonisch erfragt und Daten von mehreren Pflegediensten zum Aufbau einer Datenbank gewonnen.

Die persönliche Befragung von Empfängern häuslicher Pflege weist bedeutende Stärken aber auch Schwächen auf. Bei der Befragung von chronisch kranken Menschen wird die Kommunikation durch die Anwesenheit des Interviewers erleichtert und die Zuverlässigkeit der Antworten erhöht. Der Interviewer kann die Situation und die familiäre Umgebung des Patienten vor Ort sehr viel besser einschätzen und damit die Gültigkeit der Antworten besser beurteilen. Da einige Patienten, die zu Hause gepflegt werden, auch an kognitiven Störungen leiden, kann bei einer persönlichen Befragung sehr viel besser entschieden werden, inwieweit der Patient in der Lage ist, Fragen über die Pflege beantworten zu können. Die Frage, ob der Patient selbst oder lieber ein Stellvertreter für die Untersuchung herangezogen werden sollte, muss während der Untersuchung immer

Tabelle 5-1: Messungen der Kundenzufriedenheit mit häuslicher Pflege

Instrument	Dimensionen/ beurteilte Bereiche	Zielgruppe	Datenerhebungsmethode
Zufriedenheitsmessung der häuslichen Pflege Geron et al., 1998	Zufriedenheit mit individuellen und allgemeinen ambulanten Pflegeleistungen. Bei jedem Pflegedienst werden 3 – 4 Dimensionen beurteilt. Für die Fürsorge und die häusliche Pflege: Kompetenz, Angemessenheit des Systems, gute und schlechte zwischenmenschliche Beziehungen. Für das Case-Management: Kompetenz, Angebot der Leistungen, gute und schlechte zwischenmenschliche Beziehungen. Für Essen auf Rädern: Qualität, Angemessenheit des Systems, Abhängigkeit vom Service. Für den Einkaufsdienst: Qualität, Abhängigkeit vom System, Servicekomfort.	gebrechliche ältere Menschen, die einen der fünf ambulanten Dienste beanspruchen: Fürsorge, häusliche Pflege, Essen auf Rädern, Einkaufsdienst oder Case Management.	eine Unterskala für jede Leistung, wobei jede Skala 10 – 13 Einheiten enthält. Die Zufriedenheitsmessung enthält insgesamt 60 Einheiten. Die Einteilung erfolgt anhand einer 5-stufigen Likert-Skala. Die Einheiten und Unterskalen werden von 0 – 100 gezählt. Zeitrahmen für die einzelnen Einheiten ist die Gegenwart. Als Methoden stehen das Einzelinterview und die schriftliche Befragung zur Verfügung.
Das Heiminterview; Ministerium für Gesundheits- und Familienangelegenheiten im Bundesstaat Wisconsin (The Management Group, 1997)	konzentriert sich auf drei Dimensionen der Pflege: Qualitätssicherung, Qualitätsassessment und Kundenzufriedenheit. Beispielfragen: Ich entscheide mit, welche Leistungen ich erhalte. Mein Fürsorger kommt immer pünktlich. Ich kann meinen Case Manager gut erreichen.	gebrechliche ältere Menschen, die Pflegemanagement, häusliche Pflege oder Vertretungsbetreuung erhalten.	persönliche Befragung. Die Skala enthält 22 Aussagen, davon neun über Case Manager, sieben über häusliche Pflegeleistungen und sechs über Vertretungsbetreuung. Eine fünfstufige Likert-Skala von «lehne vollkommen ab» bis «stimme vollkommen zu» wird verwendet.
Ohio Instrument zur Qualitätssicherung – Das PASSPORT-Programm von Ohio	beinhaltet eine Reihe von konkreten Fragen über die Dienstleistung, wie z. B.: War die Pflegekraft pünktlich? Raucht die Betreuungsperson? oder: Mag der Kunde die Betreuungsperson und traut er ihr?	gebrechliche ältere Menschen, die von Fürsorgern/Pflegekräften versorgt werden, Essen auf Rädern erhalten, Pflegemanagement und Tagesbetreuung beanspruchen.	Daten werden nur persönlich erhoben. Nur Ja/Nein-Antwortkategorien sind vorgesehen. Zeitrahmen ist die Gegenwart.

wieder neu gestellt werden. Und die persönliche Beurteilung durch den Interviewer vermittelt ein umfassendes Bild, auf dessen Grundlage die Entscheidung zu treffen ist.

Eine persönliche Befragung ermöglicht zudem den Aufbau eines engen Verhältnisses mit dem Patienten, wodurch sich Möglichkeiten zur Gewinnung detaillierter Informationen ergeben, da der Patient mit der Erhebung der Daten gut vertraut ist.

Persönliche Interviews sind jedoch nicht uneingeschränkt zur Beurteilung der Kundenzufriedenheit einsatzfähig. Die erste Einschränkung besteht im Kostenfaktor. 1997 wurde für eine persönliche Befragung ein durchschnittliches Budget von etwa 75 US-Dollar angesetzt, wobei einige Interviews auch sehr viel teurer waren. Unter Berücksichtigung der Fahrtzeiten und der Zeit für die Aufnahme der Befragung auf Kassette, planen wir pro Tag nicht mehr als drei persönliche Interviews zu Hause bei den Patienten ein. Darüber hinaus leben viele Teilnehmer unserer Untersuchungen in schwer erreichbaren oder unsicheren Gegenden, wodurch die Datengewinnung schwieriger und auch teurer wird.

Auch wenn von vielen behauptet wird, dass persönliche Befragungen bei den Patienten zu Hause verlässlichere Daten liefern, vertreten manche Forscher den Standpunkt, dass es vielen Patienten lieber ist, telefonisch oder schriftlich Auskunft zu geben. Dabei zählt nicht das Argument, dass sich die Patienten bei der telefonischen oder schriftlichen Befragung wohler fühlen, sondern die Tatsache, dass die Befragten bei persönlichen Interviews häufig Hemmungen haben, eine ehrliche Antwort zu geben. Leider ist die Untersuchung der Gültigkeit von Antworten sehr schwierig. Die Forscher können nur verschiedene Ansätze zur Datengewinnung untersuchen und miteinander vergleichen. Welche Ergebnisse dann jedoch die Richtigen sind, ist eine ganz andere Geschichte. Wir wissen, dass viele Faktoren Einfluss auf die Antworten der Befragten nehmen, z. B. die Person, die die Datenerhebung durchführt, die Umstände der Datenerhebung, auf welche Art die Untersuchung präsentiert wird und das persönliche Wohlbefinden des Befragten. Daher muss die Entscheidung für eine Methode der Datenerhebung all diese Faktoren und Auswirkungen berücksichtigen.

5.5.2 Telefonische Befragung

Die telefonische Befragung ist wahrscheinlich die typischste Methode zur Datenerhebung bei Forschungsstudien. Da die meisten amerikanischen Haushalte heute über ein Telefon verfügen, wird durch diese Untersuchungsmethode nur ein geringer Teil der Bevölkerung ausgeschlossen (doch werden sicherlich die schwächsten Mitglieder der Gesellschaft von einem Ausschluss betroffen sein). Vorteil der telefonischen Befragungen sind die geringen Kosten. Nach unserer Schätzung belaufen sich diese auf höchstens 40 bis 45 % derjenigen eines persönlichen Interviews. Darüber hinaus sind, wie bereits oben erwähnt, einige Forscher der Meinung, dass der Druck auf die Befragten bei telefonischen Befragungen geringer ist als bei persönlichen und daher ehrlichere Antworten zu erwarten sind.

Das Befragen von Menschen mit chronischen körperlichen oder psychischen Leiden über das Telefon ist nicht ganz einfach. Neben körperlichen Problemen, die das Telefonieren erschweren oder behindern können, werden auch häufig Bedenken geäußert, inwieweit der oder die Befragte zu einer telefonischen Befragung in der Lage ist. Man kann nicht wissen, ob die Person allein ist und ohne Einfluss und Druck durch offizielle oder inoffizielle Pflegende sprechen kann. Auch wenn wir regelmäßig einige Fragen zur Beurteilung der geistigen Verfassung stellen und somit die Befähigung der Befragten feststellen, ist die Beurteilung über das Telefon sehr schwierig und es ist durchaus möglich, dass potenzielle Teilnehmer zu Unrecht aufgenommen oder ausgemustert werden. Bei einer telefonischen Befragung hat der Interviewer nicht die Möglichkeit, das Umfeld der Befragten zu erkunden. Er weiß nicht, ob der oder die Befragte allein und in einer bequemen und sicheren Position ist. Er kann natürlich Fragen zum sozialen und physischen Umfeld stellen, doch die Steuerung und Kontrolle des Interviews ist für ihn über das Telefon ungleich schwieriger.

Obgleich die Entscheidung über die Methode der Datenerhebung schlussendlich sowohl von der Art der beabsichtigten Fragen als auch von der zu befragenden Zielgruppe abhängt, gehen die Meinungen der Experten über die optimale Datenerhebungsmethode auseinander. Bei einigen unserer letzten Untersuchungen haben wir die Ergebnisse von telefonischen mit jenen von persönlichen Befragungen von Patienten, die häusliche Pflege erhalten, verglichen (McGrew, Quinn, 1997). Die Ergebnisse zeigten, dass bei einigen Unterschieden bei den Beurteilungsfragen, die telefonischen Befragungen im Allgemeinen zuverlässige Daten lieferten. Neuere Forschungsarbeiten haben ebenfalls die Verlässlichkeit der telefonischen Untersuchungsmethoden zur Kundenzufriedenheit ergeben (Geron, 1996). Instrumente zur Messung der Kundenzufriedenheit wurden bei verschiedenen Zielgruppen an verschiedenen Orten getestet. Durch diese Arbeit konnten eine Reihe von Messinstrumenten ermittelt werden, die unserer Meinung nach sowohl in der Praxis als auch bei forschungsorientierten Untersuchungen eingesetzt werden können (Geron, 1996). Es wurden viele in diesem Buch immer wieder angesprochene Prinzipien eingehalten, nämlich konkrete Fragen zu stellen, die einfach, aussagekräftig und direkt sind. Die Fragenkomplexe zur Ermittlung der für die Dienstleistung wichtigen Bereiche wurden anhand von Untersuchungsgruppen bestehend aus Kunden und Pflegediensten entwickelt. Anschließend wurden die Fragen getestet und statistisch ausgewertet.

Auf der Grundlage dieser Erfahrungen sind wir der Meinung, dass für Pflegedienste die Beurteilung der Kundenzufriedenheit über das Telefon eine geeignete Methode ist. Unserer Ansicht nach sollte zwar für eine kontinuierliche Qualitätsverbesserung ein Teil der Datenerhebung immer auch persönlich erfolgen, doch telefonisch gewonnene Informationen liefern ebenfalls reliable, valide und kostengünstigere Informationen über die Servicequalität und die Zufriedenheit der Kunden.

5.5.3 Schriftliche Befragungen

Schriftliche Befragungen, ein typisches Element der Marketingforschung, werden auch von vielen ambulanten Pflegediensten gerne eingesetzt. Die größten Vorteile dieser Methode sind die einfache Anwendung, eine gewisse Distanz zu den Befragten, garantierte Anonymität der Kunden und eine kostengünstige Durchführung.

Der Nachteil dieser Methode zur Beurteilung der Kundenzufriedenheit mit der häuslichen Pflege ist, dass sie bei den meisten Pflegediensten nicht funktioniert. Auf unseren Reisen quer durch das Land, bei welchen wir zahlreiche Workshops zu diesem Thema anbieten, fragen wir die Pflegedienste immer wieder, welche Methode sie zur Messung der Kundenzufriedenheit mit ihrem Dienst anwenden. In der Regel haben etwa 90 % oder mehr der anwesenden Pflegedienste eine schriftliche Umfrage bei ihren häuslichen Pflegeempfängern eingesetzt oder sind gerade dabei eine solche Umfrage durchzuführen. Bei der Nachfrage, welche Ergebnisse diese Umfragen lieferten, erhalten wir jedoch immer wieder dieselbe Antwort, dass alle sehr zufrieden mit den Pflegeleistungen seien. «Entweder sind wir besser als wir glauben, oder das Messinstrument funktioniert so nicht.» Neben den sich kaum unterscheidenden Antworten ist die Rücklaufquote der Fragebogen oft so gering, dass entweder keine zufällige oder aber eine einseitig ausgerichtete Stichprobe zustande kommt. Das bedeutet schließlich, dass der Vorteil der schriftlichen Befragung, nämlich die Auswahl einer zufälligen Stichprobe unter den Kunden, durch eine niedrige und kaum variierende Antwortrate stark eingeschränkt ist.

Auch wenn schriftliche Befragungen nicht von sehr großem Erfolg gekennzeichnet sind, stellen sie doch eine nützliche Komponente einer umfassenden Untersuchungsmethode dar. Unsere nachdrücklichen Hinweise auf konkrete Fragen möchten wir dabei noch einmal bestärken. Unserer Erfahrung nach kann die Beantwortung von einigen wenigen spezifischen, kurzen und direkten Fragen auf schriftlichen Fragebögen funktionieren. Die Kunden müssen nur davon überzeugt werden, dass die Befragung wichtig ist, dass ihre Meinung zählt, dass der Fragebogen schnell und einfach auszufüllen ist und in einem adressierten und frankierten Rückumschlag zurückgesandt werden kann. Auch in diesem Fall soll die Methode zunächst validiert werden. Dies geschieht anhand einer kleinen Stichprobe. Sind die Antworten der Kunden verlässlich, kann die Methode wirksam eingesetzt werden.

5.5.4 Der Kummerkasten

Der so genannte «Kummerkasten» ist eine Variante der schriftlichen Befragung. Er wird in Restaurants, Bibliotheken und Kaufhäusern verwendet und ermöglicht den Kunden, ihre Kommentare abzugeben oder Beschwerden über den geleisteten Dienst oder das Produkt direkt zu äußern. Der Vorteil dieser Methode besteht darin, dass sie kostengünstig ist und dem Kunden eine direkte Möglichkeit bietet, sich über ein Problem zu äußern. Als nachteilig gilt die Tatsache, dass die Kommentare nicht repräsentativ sind und die Beurteilung von Art und Umfang der Kommentare und Beschwerden daher sehr schwierig ist. Wenn der Kunde die Möglichkeit zu Kommentaren hat, ist es wichtig, dass der Dienstleister auch eine einsatzbereite Strategie parat hat, um auf diese Kommentare oder Beschwerden zu reagieren. Denn ein Kummerkasten, der ignoriert wird, ist meist schlechter als gar keine Äußerungsmöglichkeit für Kunden. Verwendung finden die Kummerkästen in Tagesbetreuungsstätten für Erwachsene, ambulanten Pflegediensten und besonders in Langzeitpflegeeinrichtungen.

5.6 Zusammenfassung

In diesem Kapitel wurden zahlreiche Strategien für ambulante Pflegedienste beschrieben, um die Meinung ihrer Kunden zu erfahren. Voraussetzung für eine solche Messung der Kundenzufriedenheit ist, dass die konkrete Datenerhebung Teil einer allgemeinen Datenerhebungs- und Qualitätsstrategie ist. Diese Strategie sollte folgende Elemente beinhalten: ausreichende Ressourcen für die Datenerhebung, Häufigkeit der Datenerhebung, Art und Weise der Datenerhebung, Entwicklung von Benchmarks und eine Verbindung und Integration in eine bereichsübergreifende Qualitätsphilosophie der Organisation.

6. Die Zufriedenheit der Bewohner von Pflegeheimen und betreuten Wohnprojekten

Der Pflegeheimsektor sieht sich zurzeit enormen Herausforderungen gegenüber. Das Wachstum der Bereiche häusliche Pflege und alternativer Betreuungskonzepte wie beispielsweise das betreute Wohnen zusammen mit den Änderungen von einer rückwirkenden Erstattung hin zur Vorausfinanzierung von Pflegeleistungen, verändern unsere Meinung bezüglich Pflegeheimen und der dort geleisteten Versorgung. Menschen, die rund um die Uhr professionell und intensiv gepflegt werden müssen, entscheiden sich im Gegensatz zu denjenigen, die nur eine Beaufsichtigung brauchen, zunehmend für Pflegeheime. Medicare – das Programm, mit dem der Aufenthalt im Pflegeheim nach der Krankenhausentlassung finanziert wird – erhöhte den Budgetanteil für ausgebildete Pflegekräfte in Pflegeheimen von 1,2 % im Jahr 1980 auf 5,2 % im Jahr 1995. 1996 beliefen sich die Ausgaben nach Angaben des amerikanischen Bundesrechnungshofes (1996) und des Repräsentantenhauses (1997) auf über 10 Milliarden US-Dollar.

Medicaid, der größte Geldgeber für Pflegeheime im öffentlichen Sektor, verzeichnete Ausgaben von 33 Milliarden US-Dollar (Burwell, 1998). Solche enorm hohen Ausgaben ziehen die Aufmerksamkeit der Öffentlichkeit und die vieler gewählter Funktionäre stark auf sich. Als Antwort auf die über die Qualität der Pflege geäußerten Bedenken wurden mit dem 1987 verabschiedeten Allgemeinen Budgetabstimmungsgesetz zahlreiche Reformen in Pflegeheimen durchgeführt. Aus der Sicht der Patienten war eines der bedeutendsten Reformelemente das Einbeziehen von Befragungen der Heimbewohner in den Zertifizierungsprozess von Medicaid bzw. Medicare. In diesem Punkt hat die Regierung einen großen Schritt bei der Integration der Kundenmeinungen hinsichtlich der allgemeinen Qualitätsbeurteilung der Einrichtungen unternommen.

Gleichzeitig mit der Erhöhung der Einnahmen aus öffentlichen Geldern für die Pflege hat sich in den Pflegeheimen auch das Patientenklientel verändert. Da mit Hilfe der Diagnosis Related Groups (DRGs) der Krankenhausaufenthalt verkürzt wird, kommen immer mehr kranke und behinderte Menschen für kurze Zeit in die Pflegeheime, die professionelle Behandlungen und Pflege benötigen. Für einige

Heimbewohner gleicht das Pflegeheim mittlerweile dem Krankenhaus früherer Zeiten. Es wird häufig als Zwischenstation zwischen dem Krankenhaus und dem eigenen Zuhause wahrgenommen. 1994 wohnten beispielsweise 79 % der Heimbewohner im Rahmen des Medicare-Programms höchstens 40 Tage und 92 % höchstens 80 Tage im Pflegeheim (Komisar, Lambrew, Feder, 1996).

Das betreute Wohnen wird immer häufiger als Alternative zu Pflegeheimen gewählt. Patienten sind sehr an dieser eher individuellen Betreuungsalternative im eigenen Heim im Gegensatz zur institutionellen Langzeitpflege interessiert, weshalb dieses Konzept geradezu einen Boom erlebte. Darüber hinaus hat der Zuwachs an Kurzzeitaufenthalten in Pflegeheimen dem Modell des betreuten Wohnens in der eigenen Wohnung einen zusätzlichen Aufschwung gegeben. Die Betreiber von betreuten Wohnmodellen liefern den Bewohnern in der Regel weniger medizinisch orientierte Betreuung, da diese meist noch gesünder und fitter sind als ihre Altersgenossen in den Pflegeheimen. Eine neuere nationale Studie ermittelte, dass Bewohner von betreuten Wohnanlagen im Durchschnitt bei 1,3 Aktivitäten des täglichen Lebens (ATLs) Hilfe benötigten (Kramer, 1998), im Gegensatz zu Heimbewohnern, die bei 4,0 ATLs Hilfe benötigten (Cowles, 1995). Seit 1980 ist im Sektor des betreuten Wohnens ein kontinuierlicher Anstieg zu verzeichnen. Bis 1996 wurden mehr als die Hälfte aller Wohnanlagen für Senioren in den USA als betreute Wohnanlagen gebaut (Murer, 1997).

Die Philosophie des betreuten Wohnens unterscheidet sich von derjenigen der meisten Pflegeheime. Sie umfasst laut Definition des Amerikanischen Bundes für betreutes Wohnen folgende Ziele:

* kosteneffektive, qualitativ hochwertige und persönliche Betreuung
* Förderung der Unabhängigkeit eines jeden Bewohners
* würdiger und respektvoller Umgang mit jedem Bewohner
* Förderung der Individualität eines jeden Bewohners
* Mitentscheidung durch jeden Bewohner hinsichtlich seiner Betreuung und seines Lebensstils
* Schutz der Privatsphäre jeden Bewohners
* Förderung der Hoffnung und der Lebenslust eines jeden Bewohners
* angemessene Einbeziehung von Familie und Freunden in Planung und Durchführung der Betreuung
* Gewährleistung einer sicheren Wohnumgebung
* Gestaltung der betreuten Wohnanlage zu einem wertvollen Gemeinschaftsbesitz.

Da das betreute Wohnen sehr stark auf die Kunden zugeschnitten ist, sollte die Messung der Kundenzufriedenheit unbedingt in die betriebliche Organisation einer jeden Wohnanlage einbezogen werden. In diesem Sinne gab das «Qualitätsbündnis für betreutes Wohnen» (1998) die Empfehlung heraus, dass die erste Aufgabe jeder nationalen Organisation zur Überwachung der Qualität in betreuten

Wohnanlagen darin bestünde, Maßnahmen zur Messung und Validierung der Kundenzufriedenheit sowie des klinischen und funktionellen Zustandes der Patienten zu entwickeln. Denn die Beurteilung der Pflegeleistungen wird in diesen Bereichen als integraler Bestandteil der Qualitätssicherung betrachtet.

6.1 Herausforderungen für Pflegeheime und betreute Wohnanlagen

Mit dem Wandel des Patientenklientels in Pflegeheimen haben sich die Methoden zur Beurteilung der Qualität der Pflege ebenfalls gewandelt. Das Modell von Donabedian (1980), das Struktur, Prozess und Ergebnis der Pflege beurteilt, hat lange Zeit die Bewertung der Pflegequalität bestimmt. Früher konzentrierten sich die Qualitätssicherungsmaßnahmen der Pflegeheime immer auf die organisatorische Struktur. Man ging davon aus, dass sichere Gebäude, ausgebildetes Personal, ein angemessenes Verhältnis zwischen Patientenzahlen und Personal sowie eine Zulassung für die Einrichtung ausreichend für die Gewährleistung einer qualitativ guten Pflege wären. Spätere Ansätze zur Verbesserung der Qualität schlossen dann auch den Prozess der Pflegeleistung ein. Zu diesem Vorgang zählen die Pflegeplanung, das Erbringen angemessener Versorgung und die gesteigerte Achtung der Rechte der Heimbewohner. Da die geplante und gelenkte Pflege eine immer wichtigere Rolle in Medicare-Programmen spielt, haben sich die Maßnahmen zur Qualitätssicherung auf eine stärkere Betonung der Pflegeergebnisse verlagert. Wie wirken sich die Pflegemaßnahmen auf das Befinden der Patienten aus? Dienstleister, die geplante und gelenkte Pflegeprogramme einsetzen, sind sehr daran interessiert, inwieweit unterschiedliche Behandlungsmaßnahmen und Praktiken unterschiedliche Pflegeergebnisse erzielen. Dabei sollen die Kosten möglichst verringert und die positiven Ergebnisse gesteigert werden. Die gegenwärtige Herausforderung besteht darin festzulegen, welche Ergebnismessungen für die Bewohner der Pflegeheime angemessen sind. Chronische Krankheiten eignen sich nicht unbedingt dafür, Hoffnung auf Genesung oder dramatische Verbesserungen des Zustandes zu wecken. Sicher ist jedoch, dass das Wohlbefinden der Patienten ein Bestandteil der Zustandsbeurteilung sein muss. Ein Komitee des Medizinischen Instituts, Abteilung Pflege, machte den Vorschlag, dass sich die Forschung innerhalb der nächsten zehn Jahre besonders auf die gesundheitsbezogene Lebensqualität und die Zufriedenheit mit der Betreuung konzentrieren möge (Feasley, 1999).

Der Sektor betreutes Wohnen konzentrierte sich im Gegensatz zu den Pflegeheimen nur wenig auf die Pflegestruktur und den Pflegeprozess. Derzeit gibt es landesweit sehr große Unterschiede bei der Art der Einrichtungen und den durch die Gesellschaften, die den Namen «Betreutes Wohnen» führen, angebotenen Dienstleistungen. Da immer mehr Bundesstaaten betreute Wohnanlagen als eine spezielle Kategorie im Bereich der Wohnraumbeschaffung zulassen, werden zurzeit verschiedene Elemente der Organisationsstruktur sowie die Prozesse für das Bereitstellen der Betreuung vorgeschlagen und diskutiert.

Eine weitere Aufgabe/Herausforderung für die betreuten Wohnanlagen besteht darin, die Zufriedenheit der Bewohner mit den fachlichen Pflegeaspekten zu messen. Möglicherweise können die Patienten die fachliche Qualität der Pflege gar nicht beurteilen und sind außerdem nicht dazu bereit, die Einrichtung, in der sie leben, zu kritisieren. Die Entlassung eines einzelnen Betreuers bringt vielleicht nur kurzzeitig Unruhe in das Leben. Ein Umzug in eine andere Einrichtung hingegen wäre sehr viel aufwändiger. Daher spielen ältere Bewohner von Pflegeheimen (und möglicherweise auch von betreuten Wohneinheiten) ihre Unzufriedenheit häufig mit Kommentaren wie den Folgenden herunter: «Sie müssen viele von uns waschen und baden. Es ist nicht ihre Schuld, dass ich nicht morgens baden kann.» (Straker, 1993). Uman und Urman (1997) berichten, dass sich ein Großteil der Bewohner mit unzureichender Betreuung in einigen Bereichen zufriedengibt. So waren z. B. 67 % der Bewohner, die auf Hilfe beim Gang zur Toilette angewiesen sind, mit der erhaltenen Unterstützung zufrieden, obwohl sie nur selten von einer Pflegekraft zur Toilette begleitet wurden. Dies führt uns zu einem der häufigsten Probleme bei der Messung der Kundenzufriedenheit – mangelnde unterschiedliche Aussagen. Alle sind zufrieden, und es lassen sich keine Unterschiede zwischen den einzelnen Einrichtungen oder zwischen verschiedenen Bereichen einer Einrichtung feststellen. Die Lösung für dieses Problem besteht in der Formulierung von objektiven Fragen. Werden die Bewohner z. B. gefragt, ob ihre Mahlzeiten mit der richtigen Temperatur serviert werden, also warme Speisen warm und kalte Speisen kalt, so kann dies zu sehr unterschiedlichen Antworten führen. Eine subjektive Frage nach der Zufriedenheit mit dem Essen allgemein würde hingegen sehr ähnliche Antworten hervorrufen.

6.2 Verschiedene Ansätze zur Messung der Kundenzufriedenheit

Wie alle anderen Gesundheits- und Langzeitpflegedienste müssen auch Einrichtungen für betreutes Wohnen eine allgemeine Strategie zur Untersuchung der Kundenzufriedenheit entwickeln. In solch einem Plan wird deutlich, dass möglicherweise jedes Jahr in Abstimmung mit der allgemeinen Strategie ein anderer Ansatz Verwendung finden wird. Die Entwicklung eines solchen Plans hängt von verschiedenen Faktoren ab, nämlich vom Know-how der Einrichtung, den verfügbaren Ressourcen, den benötigten Informationen und früheren Projekten und Erfahrungen. Am Anfang können Gruppen- und Einzelbefragungen hilfreich sein, um daraus einen quantitativen Fragebogen zu entwickeln, der im nächsten Jahr verwendet werden kann. Bereits existierende quantitative Messinstrumente lassen sich durch Gruppenbefragung zu bestimmten Themen, an denen die Einrichtung besonders interessiert ist, ergänzen. Wie bereits oben erwähnt sind der Entwicklung einer Methode zur Messung der Kundenzufriedenheit meist Grenzen hinsichtlich Zeit, Know-how und Budget gesetzt.

6.3 Dimensionen der Zufriedenheit in Pflegeheimen und betreuten Wohnanlagen

Die Messung der Zufriedenheit mit der Pflege in Pflegeheimen und der Betreuung in betreuten Wohnanlagen unterscheidet sich von der Zufriedenheit mit häuslichen Pflegediensten und ärztlicher Versorgung, da die genannten Organisationen nicht nur Betreuung und Pflege leisten sondern das gesamte Lebensumfeld gestalten. Die Zufriedenheit der Kunden mit Pflegeheimen umfasst pflegerische und ärztliche Versorgung, das Servieren von Mahlzeiten, Wäscherei, Versorgung des Haushaltes und andere Aktivitäten. Bei den betreuten Wohnanlagen wird wahrscheinlich zusätzliche Betonung auf die Dimensionen Wahlmöglichkeit, Privatsphäre und individuelle Betreuung gelegt werden, da diese Faktoren die Philosophie des betreuten Wohnens widerspiegeln.

Wie bereits oben erwähnt, lassen sich durch die Untersuchung der Dimensionen, die für die Zufriedenheit der Kunden besonders wichtig sind, wahrscheinlich die besten Informationen zur Verbesserung der Qualität der Pflege gewinnen. Die Schwierigkeit bei der Verwendung dieser Methode besteht jedoch darin, dass Pflegeheime verschiedene Kunden zufriedenstellen müssen. Wie in Kapitel 3 beschrieben, unterscheiden sich die Meinungen der Familienangehörigen und die der Patienten hinsichtlich der für die Zufriedenheit wichtigen Dimensionen häufig voneinander. Managed-Care-Organisationen und einzelne Pflegende haben wahrscheinlich ebenfalls sehr unterschiedliche Auffassungen zu den für die Zufriedenheit der Heimbewohner wichtigen Themen. Aus **Tabelle 6-1** ist ersichtlich, welche Dimensionen typischerweise für die Zufriedenheit wichtig sind:

- ärztliche Leistungen – fachliche Kompetenz, Kommunikation, Verfügbarkeit
- pflegerische Leistungen – fachliche Kompetenz, Kommunikation, Verfügbarkeit
- Pflegehelferinnen und -helfer – Kommunikation, Respekt, Pflegestil
- Haushaltshilfen – Sauberkeit, allgemeine Hygiene
- Mahlzeiten – Temperatur, Geschmack, Abwechslung
- Umgebung – Sicherheit, Attraktivität

Tabelle 6-1: Zufriedenheitsmessungen der Betreuung in Pflegeheimen

Instrument	Dimensionen/beurteilte Bereiche	Zielgruppe	Datenerhebungs methode
Resident Satisfaction Interview (RSI) – Zufriedenheitsbefragung von Bewohnern (Simmons et al., 1997)	Hilfe und Unterstützung, Kommunikation mit dem Personal, Unabhängigkeit und Wahlmöglichkeiten, Kameradschaft, Essen und Umgebung, Sicherheit	Bewohner des Pflegeheims; wurde erfolgreich bei zahlreichen Patienten mit kognitiven Schwächen angewandt	Einzelinterviews mit 42 Fragen, dreiteilige Antwortskala – «ja», «nein», «manchmal»
Satisfaction Assessment Questionnaires (SAQs) – Fragebogen zur Messung der Zufriedenheit vom Amerikanischen Pflegeverband (AmericanHealth Care Association, 1996)	Ausstattung der Einrichtung, Ausbildung des Personals, Beziehungen, Professionalität (und andere Bereiche abhängig von der Patientengruppe)	unterschiedliche Fragebogen für drei verschiedene Patientengruppen: Langzeitpflege, subakute Pflege, betreutes Wohnen	schriftliche Fragebogen mit unterschiedlich vielen Fragen je nach Patientengruppe
Nursing Home Resident Satisfaction Scale (NHRSS) – Fragebogen zur Zufriedenheit für Pflegeheimbewohner (Zinn et al., 1993)	ärztliche, pflegerische und andere Leistungen wie z. B. Mahlzeiten, Räume, Privatsphäre und Tagesablauf	Bewohner von Pflegeheimen; erfolgreich bei Patienten mit kognitiven Schwächen angewandt	Einzelinterviews mit elf Fragen, die nach einer 4-stufigen Likert-Skala eingeteilt wurden von «nicht so gut» bis «sehr gut».
Nursing Home Service Quality Inventory (NHSQI) – Qualitätskontrolle von Pflegeheimleistungen (Davis et al., 1997)	positive Ausstrahlung von Personal und Umgebung, Abhängigkeit und Vertrauen, persönliche Steuerung und Kontrolle, zur Verfügung stehende Mittel und Leistungen im Zusammenhang mit der Verpflegung	Bewohner von Pflegeheimen, die vorher von beauftragten Personen ausgewählt worden waren	Einzelinterviews mit 32 Fragen zur Beurteilung der Wahrnehmungen, die aus einer größeren Erhebung mit 52 Fragen ausgewählt wurden; 7-stufige Likert-Skala eingeteilt von «sehr schlecht» bis «ausgezeichnet» und «sehr unzufrieden» bis «sehr zufrieden»

e Meinung ist uns wichtig – und auch etwas wert! 📖 🖳

Bitte nennen Sie uns Autor/Titel des Buches, das Sie erworben haben:

_____

_____

Wie bewerten Sie das Buch?	1	2	3	4	5
(1 = sehr gut)	O	O	O	O	O

Bitte beurteilen Sie das Buch nach folgenden Kriterien:

(1 = sehr gut)	1	2	3	4	5
Fachliche Qualität	O	O	O	O	O
Praxisorientierung	O	O	O	O	O
Abbildungen	O	O	O	O	O
Verständlichkeit der Sprache	O	O	O	O	O
Layout	O	O	O	O	O
Ausstattung (Umfang, Format)	O	O	O	O	O
Preis-Leistungs-Verhältnis	O	O	O	O	O

Wie könnte das Buch Ihrer Meinung nach noch verbessert werden?

_____

_____

Welche vergleichbaren Bücher decken diese Thematik Ihrer Meinung nach besser ab?

_____

_____

Zu welchem Thema vermissen Sie noch ein gutes Lehrbuch/Fachbuch?

_____

_____

Wie wurden Sie auf das Ihnen vorliegende Buch aufmerksam?

O Empfehlung eines Kollegen/Dozenten   O Nova/Halbjahresvorschau
O Buchhandel   O Rezension in _____
O Pflegegesamtverzeichnis   O Anzeige in _____
O Internet   O Fachbuch _____
O Zeitschrift «Pflege»   O Sonstiges _____

Siehe Vorderseite

bitte
frankieren

Buch und CD-ROM.
2., unveränderte Auflage 2001.
966 Seiten, 1075 meist farb. Abb.,
Gb € 19.95 / Fr. 34.20
(ISBN 3-456-83559-0)

2001. 406 Seiten,
9 Abb., 10 Tab., Kt
€ 39.95 / Fr. 68.–
(ISBN 3-456-83525-6)

Antwort

Verlag Hans Huber
Lektorat Pflege
Länggass-Strasse 76

CH-3000 Bern 9

Absender/in

_____ @ _____

Ich bin in folgender Funktion tätig:

○ Krankenschwester/-pfleger   ○ Praxisanleiter/in
○ Altenpfleger/in   ○ Lehrer/in für Pflegeberufe
○ Kinderkrankenschwester/   ○ Pflegedienstleitung
   Kinderkrankenpfleger   ○ Pflegeschüler/in
○ Hebamme/Geburtshelfer   ○ Student/in
○ Stations-/Wohnbereichsleitung   ○ Sonstiges

Sind Sie eventuell an einer Mitarbeit im Verlag Hans Huber als Autor/in interessiert?

○ Ja   ○ Bitte senden Sie mir einen Autorenfragebogen zu.

○ Ja, ich möchte Produktinformationen für Hans Huber verteilen.

○ Bitte senden Sie mir _____ aktuelle(n) Pflegeprospekt(e) zu.

Zur weiteren Information können Sie uns auch gerne anrufen:
0041-31-300 45 00 (Lektorat Pflege), im Internet besuchen:
http://Verlag.HansHuber.com oder eine E-Mail senden:
georg@hanshuber.com

Wir verlosen unter den eingegangenen Rücksendungen jeweils
am 1.12. des Erscheinungsjahres eine Reihe von Fachbüchern!*

Instrument	Dimensionen/beurteilte Bereiche	Zielgruppe	Datenerhebungs methode
Customer Satisfaction Instrument – Instrument zur Beurteilung der Kundenzufriedenheit (Kleinsorge u. Koenig, 1991)	Pflegekräfte/Pflegehelferinnen und -helfer, Verwaltung, Einfühlungsvermögen des Personals, Essen, Haushalten, Heimangelegenheiten	Bewohner von Pflegeheimen, Angehörige und betroffene Freunde	schriftlicher Fragebogen mit 32 Fragen; 5-stufige Likert-Skala eingeteilt von «stimme voll und ganz zu» bis «stimme überhaupt nicht zu
Satisfaction of Residents and Families in Long-term Care – Zufriedenheit von Bewohnern und Familienangehörigen in der Langzeitpflege (Norton et al., 1996)	Ambiente, Wäscherei, Essen, Aktivitäten, Personal, Unabhängigkeit, Würde	Bewohner und Familienangehörige; erfolgreich bei Patienten mit kognitiven Schwächen angewandt.	Einzelinterviews mit Zuordnung der Antworten in fünf verschiedene sogenannte Chernoff-Gesichter oder zu einer dreisprossigen Leiter
Resident and Family Satisfaction Questionnaires – Fragebogen zur Zufriedenheit von Heimbewohnern und Familienangehörigen (Pflegeverband von Ohio)	Ambiente, Pflege, Unabhängigkeit, Essen und Mahlzeiten, emotionale Unterstützung, Besucher	Heimbewohner und Familienangehörige	schriftlicher Fragebogen, individuell eingesetzt in den einzelnen Pflegeheimen; 21 Fragen mit Antworten eingeteilt in eine 4-stufige Likert-Skala, die von «sehr zufrieden» bis «sehr unzufrieden» oder von «Ja auf jeden Fall» bis «Nein bestimmt nicht»reicht

Wie sich diese einzelnen Dimensionen auf Ihre Einrichtung anwenden lassen hängt davon ab, welche Themen besonders interessant für Sie sind, welche Bereiche verbessert werden sollen oder welche Aspekte die Heimbewohner selbst bzw. deren Familienangehörige als wichtig erörtert haben. In Tabelle 6-1 werden sieben zurzeit in Amerika verwendete Fragebögen zur Messung der Zufriedenheit mit bestimmten Themen verglichen. Obgleich es einige Gemeinsamkeiten gibt, unterscheiden sich die Instrumente doch alle voneinander und man kann sich auf keinen gemeinsamen Nenner hinsichtlich der wichtigsten Dimensionen für die Zufriedenheit mit Pflegeeinrichtungen einigen.

Fragebögen, die Fragen zu identischen Themen beinhalten, stellen jedoch oft sehr unterschiedliche Fragen zu dem jeweiligen Thema. Bei der Untersuchung von Instrumentarien, welche den Einfluss der Bewohner auf das Umfeld in ihrer Einrichtung bewerteten, wurde festgestellt, dass sämtliche Untersuchungsinstrumente den Bereich Essen und Mahlzeiten enthielten. Es wurden jedoch stets unterschiedliche Aspekte angesprochen, z. B. die Essenszeiten, der Einfluss der Bewohner auf den Speiseplan und die Speisenfolge, Auswahl der Vorspeisen, Sitzordnung im Speisesaal, Tischpartner sowie die Dekoration und die Möblierung des Speisesaals. Wie bereits erwähnt, sind Fragen nach der allgemeinen und subjektiven Zufriedenheit mit einem bestimmten Bereich häufig zu unspezifisch für angestrebte Verbesserungen. Nehmen wir beispielsweise die Frage: «Wie zufrieden sind Sie mit dem Essen und den Mahlzeiten hier?», gehen wir davon aus, dass Sie eine Reihe von unzufriedenen Antworten erhalten. Was werden Sie daraufhin ändern? Die Auswahl der Speisen? Die Zubereitung? Die Dekoration des Speisesaals? Die Sitzordnung oder die Stühle? Die Temperatur der Speisen? Das Anstehen an der Essensausgabe? Sie haben zwar erfahren, dass die Befragten unzufrieden sind, wissen aber nicht was Sie ändern müssten, um dieses Problem zu lösen. Ein weiteres Problem besteht in der Tatsache, dass die Mehrzahl der Menschen auf allgemein gestellte Fragen meist positiv antwortet. Was Sie allerdings erfahren haben ist, dass es sich offensichtlich lohnt, diesen Bereich mit anderen Untersuchungsmethoden weiter zu verfolgen. Durch die Befragung von Untersuchungsgruppen oder Einzelpersonen lässt sich das Thema ausführlicher besprechen und die konkreten Probleme können ermittelt werden. Allgemeine subjektive Fragen können hilfreich bei der Ermittlung von Problembereichen sein, spezifische subjektive Fragen liefern Informationen über die Art der Veränderungen, die eingeleitet werden sollten.

6.4 Überblick über die verschiedenen Instrumente

Die Wahl oder die Entwicklung eines strukturierten quantitativen Untersuchungsinstruments ist für eine Organisation meist eine sehr schwierige und manchmal auch eine lähmende Entscheidung. Daher gibt es zahlreiche Gründe, auf ein bereits existierendes Instrument zurückzugreifen: man kann die eigene Einrichtung mit anderen oder publizierten Benchmarks vergleichen, die Zuverlässigkeit und die Gültigkeit des Instruments sind bereits festgelegt und man muss weniger Zeit und Sachkenntnis für die Entwicklung der Methode aufwenden. Vergleiche über einen längeren Zeitraum und mit anderen Einrichtungen lassen sich nur anstellen, wenn die Fragen immer gleich gestellt werden. Auch wenn Sie sich dafür entscheiden eine eigene Methode zu entwickeln, bieten bereits existierende Methoden einen guten Ausgangspunkt. Mit Hilfe einer genauen Analyse dieser Instrumente bekommen Sie eine Vorstellung davon, wie ein Fragebogen aufgebaut sein sollte, welche Bereiche er beinhalten sollte, welche Antwortkategorien sinnvoll sind und in welchem Stil der Fragebogen gehalten sein sollte. Die folgenden Abschnitte helfen bei der Beurteilung von Fragebögen und sie sollten ebenfalls für die Beurteilung von Instrumenten zur Zufriedenheitsmessung hilfreich sein, die Ihnen anderweitig begegnen.

Die folgenden Bereiche sind für die Entwicklung eines guten Untersuchungsinstrumentes außerordentlich wichtig und sollten auf jeden Fall beachtet werden, unabhängig davon, ob Sie ein vorhandenes Instrument beurteilen oder Ihr eigenes Instrument entwickeln:

1. Gesamtorganisation und Aufbau
2. behandelte Bereiche
3. Verständlichkeit und Formulierung der Fragen
4. Antwortkategorien.

6.4.1 Gesamtorganisation und Aufbau

Im Allgemeinen sollten Fragebögen und Untersuchungen so konzipiert sein, dass die Auskunftspersonen aktiv an der Befragung beteiligt sind. Die Fragen sollten am Anfang einfach sein und erst später in ihrer Komplexität zunehmen. Werden bereits am Anfang komplizierte oder schwierige Beurteilungen verlangt, schreckt das einige Teilnehmer leicht ab und sie werden den Fragebogen oder das Interview möglicherweise nicht zu Ende führen. Darüber hinaus sind klare Anweisungen zu Beginn sowie Überleitungen zwischen den verschiedenen

Themen wichtig, damit die Befragten wissen, was von ihnen verlangt wird und sie sich besser auf das neue Thema einstellen können. Herzog und Rogers (1992) empfehlen, dass weniger wichtige Fragen am Ende gestellt werden und dass lange Fragekomplexe aufgeteilt werden sollten, beispielsweise durch einen kurzen Themenwechsel oder durch körperliche Aktivitäten. Achten Sie bei existierenden Instrumenten genau auf deren Aufbau und Organisation. Wenn Sie Fragen hinzufügen oder das Instrument umorganisieren, ist die zuvor erlangte Reliabilität und Validität nicht länger gewährleistet. Dieser Vorteil erlischt also bei der Anpassung eines Instrumentes. Andererseits haben Sie dann vielleicht einen Fragebogen, der besser auf Ihre Bedürfnisse abgestimmt ist. Zudem kann die Reliabilität ebenfalls verlorengehen, wenn nur Art und Weise der Anwendung verändert werden. So kann beispielsweise ein schriftlicher Fragebogen, der von den Patienten ursprünglich zusammen mit ihrem Arzt in der Praxis ausgefüllt wurde, ganz andere Ergebnisse erzielen, wenn er den Patienten zugeschickt oder in einer Einzelbefragung mit einer anderen Person durchgearbeitet wird.

6.4.2 Verständlichkeit und Formulierung der Fragen

Wie bereits in Kapitel 4 beschrieben, können Interviews und Befragungen manche Patienten einschüchtern. Ein guter Fragebogen besteht aus kurzen und eindeutigen Aussagen bzw. Fragen. Die Formulierung muss sorgfältig gewählt werden, so dass kein Zweifel an der Bedeutung aufkommen kann. Diese Eindeutigkeit wird in einer Probebefragung überprüft. Bei der Probebefragung wird sehr schnell deutlich, welche Fragen unklar sind oder unterschiedlich interpretiert werden können. Viele Textverarbeitungsprogramme für den Computer besitzen Grammatikfunktionen, um die Verständlichkeit bzw. die Lesbarkeit eines Textes zu überprüfen. Ein Wert von 8.0 oder darunter wird empfohlen, was bedeutet, dass der Text für einen Schüler der achten Klasse verständlich ist.

Wichtig ist auch, die Fragen zu stellen, die Sie tatsächlich stellen möchten. Beachten Sie den Unterschied zwischen den Aussagen «Die Pflegehelferinnen behandeln mich in der Regel mit Respekt» und «Die Pflegehelferinnen behandeln mich mit dem nötigen Respekt». Die erste Aussage gibt Auskunft über die Häufigkeit des respektvollen Umgangs während die zweite Aussage den Grad des Respektes angibt. Es kann entweder die eine oder die andere Aussage für Ihre Bewohner angemessener und wichtiger sein. Ist die Gleichmäßigkeit des Umgangs wichtiger oder die Qualität bzw. die Art des Umgangs? Dieses Beispiel führt zu einer weiteren Problematik – den doppeldeutigen Fragen. Doppeldeutige Fragen sind Fragen, die zwei verschiedene Aspekte ansprechen. Die Aussage: «Die Pflegerinnen behandeln mich in der Regel mit dem nötigen Respekt» beleuchtet sowohl die Häufigkeit als auch die Qualität der Behandlung. Verneint ein Befragter die Aussage, so ist nicht klar, welchen Aspekt er verneint. Bedeutet ein solches Ergebnis, dass Sie und Ihre Pflegekräfte an der Gleichmäßigkeit ihres Verhaltens arbeiten müssen oder dass sie insgesamt respektvoller mit den Bewohnern umgehen müssen.

6.4.3 Antwortkategorien

Auf Fragebögen sind meist strukturierte Antwortkategorien in verschiedenen Abstufungen vorgegeben, z. B. «vollkommene Zustimmung», «(mäßige) Zustimmung», «weder Zustimmung noch Ablehnung», «(mäßige) Ablehnung», «vollkommene Ablehnung» oder «ja» und «nein» oder «sehr gut», «gut», «zufriedenstellend», «schlecht». Anzahl und Art der Antwortmöglichkeiten können großen Einfluss auf die Ergebnisse des Fragebogens haben. Die Aussage «vollkommene Ablehnung» hat ein genaues Gegenteil, nämlich «vollkommene Zustimmung». Doch wo ist der direkte Gegensatz zu «sehr gut»? Zimmerman et al. (1996) weisen darauf hin, dass es zu der Aussage «sehr gut» kein exaktes Pendant gibt, weshalb es meist mehr positiv als negativ gefärbte Antwortmöglichkeiten gibt. Unter den folgenden fünf verschiedenen Antwortmöglichkeiten «ausgezeichnet», «sehr gut», «gut», «zufriedenstellend» und «schlecht» sind vier von fünf Möglichkeiten positiv gefärbt. Berücksichtigt man, dass ältere Menschen generell häufiger Zufriedenheit ausdrücken, so wird die Bedeutung der Forderung, dass Antworten kein zu positives Gewicht haben sollten, sehr deutlich. Die Antworten «ja» und «nein» werden in der Forschung im Allgemeinen eher vermieden, doch für Menschen mit leichten kognitiven Schwächen sind sie durchaus geeignet.

6.5 Beispiele für Untersuchungsinstrumente

Der Pflegeverband in Ohio (Ohio Health Care Association, OHCA) stellt seinen Mitgliedern eine Untersuchungsmethode zur Messung der Kundenzufriedenheit zur Verfügung. Der Verband sendet die Fragebögen an die Einrichtungen, wertet die Ergebnisse tabellarisch aus und erstellt einen Bericht, in dem er die Einrichtung mit anderen, gleichzeitig untersuchten Einrichtungen vergleicht. Darüber hinaus werden die Ergebnisse einer Einrichtung über einen längeren Zeitraum erfasst, um Veränderungen zu protokollieren. Das Frageninstrumentarium besteht aus 21 allgemein gehaltenen Fragen und dient dazu, die Bereiche in einer Einrichtung herauszufiltern, die näher untersucht werden sollten. Anschließend wird empfohlen, mit zusätzlichen konkreten Fragen, Gruppen- und Einzelinterviews und anderen Methoden, die ermittelten Problembereiche näher zu beleuchten und die konkreten Schwierigkeiten aufzudecken. Fragen wie: «Wie zufrieden sind Sie mit dem Essen?» liefern keine aussagekräftigen Informationen, anhand derer sich Verbesserungen planen lassen. Sie geben jedoch Auskunft darüber, ob das Thema Essen und Mahlzeiten mit den Heimbewohnern und Familienangehörigen diskutiert und der Service verbessert werden sollte.

Der Amerikanische Pflegeverband (American Health Care Association, AHCA) hat ebenfalls verschiedene Untersuchungsmethoden entwickelt, die auf Anfrage kostenlos erhältlich sind. Das Instrumentarium wird den Einrichtungen für eigenständig durchgeführte Untersuchungen zur Verfügung gestellt. Weiterhin vertreibt der Verband das so genannte System «Der Moderator», das Informationen zur Kundenzufriedenheit und Informationen aus dem Programm Minimum Data Set 2.0 miteinander verbindet und allgemeine Qualitätsberichte erstellt. Da die Fragebögen bereits ausgearbeitet sind und die Software zur Erstellung der Berichte mitgeliefert wird, können Einrichtungen mit wenig oder überhaupt keiner Erfahrung in der Messung der Kundenzufriedenheit die Methode ohne Probleme anwenden. Der Vorteil eines von einer Organisation zur Verfügung gestellten Instrumentes ist, dass dadurch die Möglichkeit zum Vergleich mit anderen Einrichtungen gegeben ist. Mit jeder Einrichtung, die teilnimmt, wächst die Datenbank und somit die Vergleichsmöglichkeiten. Einige Bereiche, wie z. B. die Verpflegung, schneiden meist schlechter ab als andere. Ein Vergleich der Zufriedenheit mit dem Essen mit dem nationalen oder dem bundesstaatlichen Durchschnitt liefert Ihnen ganz andere Informationen als ein bereichsübergreifender Vergleich mit mehreren Einrichtungen. Mag auch Ihr Speiseservice im Vergleich zum Bereich Aktivitäten eher schlecht abschneiden, so kann sich herausstellen, dass er im Vergleich zu dem anderer Einrichtungen einer der besten ist. Der Amerikanische Pflegeverband stellt Instrumente für folgende Einrichtungen zur Verfügung: betreutes Wohnen, subakute Pflegeheime für geistig behinderte Menschen, Alten- und Pflegeheime und Familien. Dieses Angebot erlaubt auch den Vergleich zwischen verschiedenen Pflegeebenen innerhalb Ihrer Organisation.

Ein Instrument wurde für die Verwendung in Pflegeheimen besonders getestet: Der Fragebogen zur Zufriedenheit für Pflegeheimbewohner (The Nursing Home Resident Satisfaction Scale; Zinn, Lavizzo-Mourey, Taylor, 1993). Das Instrument enthält 14 Fragen zu ärztlichen, pflegerischen und anderen Leistungen, wie z. B. Mahlzeiten, Räume und Tagesabläufe. Der Fragebogen wurde an zwei Gruppen von Pflegeheimbewohnern getestet und konnte sogar von Patienten, die unter geringfügigen kognitiven Schwächen leiden (gemessen anhand des Tests Mini-Mental Status Exam), verstanden und beantwortet werden. Der Fragebogen weist eine hohe Reliabilität auf. Ein Nachteil mag jedoch die starke Gewichtung der ärztlichen Leistungen sein. Vier von zehn sind vielleicht zu viele Fragen zu ärztlichen Leistungen, bedenkt man die Rolle, die Ärzte normalerweise in Pflegeheimen spielen.

Ein weiteres Instrument, das ebenfalls ausreichend getestet wurde, ist der Fragebogen zur Zufriedenheit mit Pflegeheimen (Nursing Home Satisfaction Scale). Er wurde 1982 entwickelt und enthält 17 Fragen zur Zufriedenheit mit Umfeld und Ambiente sowie mit den Pflegekräften (Kruzich, Clinton, Kelber, 1992). Es werden viele verschiedene Bereiche angesprochen und es gibt objektive Aussagen wie z. B.: «Abends dürfen Sie selbst bestimmen, wann Sie zu Bett gehen» und auch einige subjektive Aussagen wie etwa «das Leben hier ist besser als ich es mir zu Anfang vorgestellt habe». Es wurde ein Zusammenhang zwischen der Zufriedenheit mit dem Pflegeheim und anderen organisatorischen Variablen ermittelt, wodurch auf die Validität des Instrumentes zu schließen ist.

Norton, van Maris, Soberman und Murray (1996) haben die Entwicklung eines Instrumentes ausführlich dokumentiert, das anschließend in acht verschiedenen Langzeitpflegeeinrichtungen in Kanada getestet wurde. Die so genannte Evaluationsstudie bezüglich Langzeitpflegeempfängern (Long-Term Care Resident Evaluation Survey) wurde ausgiebig getestet und überarbeitet. Die Fragen decken sieben Bereiche ab: Lebensumfeld und Umgebung, Wäscherei, Speisen, Aktivitäten, Personal, Unabhängigkeit und Würde. Eines der herausragendsten Merkmale des Instrumentes war der Erfolg bei der Beurteilung der Versorgung von Patienten mit kognitiven Schwächen. Dies liegt wahrscheinlich an der einheitlichen Strategie, Gesichter und mehrsprossige Leitern zur Beantwortung der Fragen heranzuziehen.

Andere Forscher waren ebenfalls erfolgreich bei der Befragung von Pflegeheimpatienten mit kognitiven Störungen. Uman und Urman (1997) entwickelten aus den Ergebnissen von qualitativen Interviews einen strukturierten Fragebogen. Sie fragten die Bewohner zunächst, welche Handlungen/Praktiken ihnen für eine qualitativ hochwertige Pflege wichtig seien. Anschließend stellten sie spezifische, kontrollierbare und für die Qualität entscheidende Handlungen auf einem Fragebogen zusammen. Dieser Ansatz hat mehrere Vorteile. Erstens informiert er das Personal darüber, welche Praktiken hoch geschätzt werden. Zweitens basiert er auf objektiven Fragen, da die Bewohner gefragt werden, ob eine spezielle Handlung tatsächlich durchgeführt wurde. Diese Methode liefert konkrete Informationen, die ohne Probleme in einen Prozess der Qualitätsverbesserung eingebunden werden können. Drittens waren 79 % der Pflegeheimbewohner in der Lage, an den Befragungen teilzunehmen. Es wurde ein ausführlicher Zuverlässigkeitstest mit dem so genannten Screening Interview Schedule durchgeführt, durch den 15 % der Patienten ermittelt wurden, die nicht befragt werden konnten.

6.6 Die Verwendung von Kundeninformationen in der eigenen Einrichtung

Um Angestellte und Pflegepersonal davon zu überzeugen, die Zufriedenheit Ihrer Kunden zu messen, muss eindeutig klar sein, wofür die Ergebnisse verwendet werden sollen. Ein Angestellter, der einem Patienten mit der Aussage droht: «Sagen Sie bloß nichts falsches über mich. Wir wollen doch, dass es im Haus weiterhin gut läuft», kann bewirken, dass die Verwaltung keine verwertbaren Informationen von den Patienten erhält, anhand derer die Versorgung verbessert werden könnte. Die Ergebnisse sollen nicht als Lob oder Strafe angesehen werden, sondern als Grundlage für Verbesserungen. Daher sollte auch nicht die Arbeit des Personals gegeneinander ausgespielt, sondern die Daten der verschiedenen Einrichtungen miteinander verglichen werden.

Problembereiche lassen sich in Ziele für Verbesserungen umwandeln, die in Arbeitsgruppen bestehend aus Bewohnern, dem Pflegepersonal und dem Management erarbeitet werden können. Dazu sollten Strategien entwickelt werden, welche die Zufriedenheit der Bewohner zur Hauptaufgabe des Tagesgeschäftes werden lässt. Meister und Boyle (1996) empfehlen die folgenden drei Schritte für die Integration von Patienteninformationen in ein umfassendes Qualitätsverbesserungsprogramm:

1. Verbreiten der Ergebnisse
2. Entwicklung und Umsetzung eines Aktionsplans
3. Neubeurteilung der Patientenzufriedenheit.

Die Ergebnisse sollten denjenigen Personen mitgeteilt werden, die an der Untersuchung teilgenommen haben. Am besten eignet sich dafür eine Versammlung, in der auch Themen, die über den Fragebogen hinausgehen, diskutiert werden können. Darüber hinaus ist das Personal von den Ergebnissen zu unterrichten, damit Arbeitsgruppen oder Komitees in den verschiedenen Abteilungen mit der Entwicklung von Strategien zur Verbesserung beginnen können. Weiterhin muss das Management und die Geschäftsleitung über die Gesamtergebnisse der Untersuchung unterrichtet werden. Alle diese Gruppen benötigen die Ergebnisse aus verschiedenen Gründen.

Aktionspläne können sich auf schwache und auf starke Bereiche konzentrieren. Gut funktionierende Abteilungen oder Bereiche können mit anderen Abteilungen oder Bereichen zusammenarbeiten und die Erfolgsstrategien gemeinsam einsetzen. Arbeitsgruppen, oft als Teil einer Qualitätsmanagementstrategie eingesetzt, können für einen bestimmten Bereich oder zur Ausarbeitung eines Aktionsplans für die gesamte Einrichtung zusammengeschlossen werden. Ungeachtet der jeweiligen Positionen sollten in diesen Arbeitsgruppen Vertreter aller Ebenen und

Abteilungen der Organisation anwesend sein, und es sollte am Ende ein Konsens erreicht werden.

Eine Neubeurteilung der Patientenzufriedenheit in regelmäßigen Abständen hat sich für eine ständige Qualitätsverbesserung bewährt. Durch einen Vergleich der neuen Untersuchungsergebnisse mit den alten kann ein Fortschritt dokumentiert werden. Fortschritte und Verbesserungen liefern Informationen über die erfolgreichsten Aktionsstrategien. Verschlechterungen oder anhaltende Unzufriedenheit in anderen Bereichen liefern zusätzliche Informationen für neue Aktionspläne und neue Zufriedenheitsinitiativen. Wenn die Ergebnisse der Untersuchungen auf diese Weise verwendet werden, stellen die Informationen einen wichtigen Teil eines Qualitätserhaltungs- und Verbesserungsprogramms dar.

Die einzige absolut falsche Wahl, die Sie bei der Entwicklung einer Strategie zur Beurteilung der Patientenzufriedenheit in Pflegeheimen oder betreuten Wohnanlagen treffen können, ist die Entscheidung überhaupt nichts zu unternehmen. Bevollmächtigte Organe wie z. B. die «Gemeinsame Kommission zur Zulassung von Pflegeorganisationen» benötigen nun ebenfalls Untersuchungen zur Patientenzufriedenheit. Wir gehen davon aus, dass sich dieser Trend in Zukunft auch auf staatliche und bundesstaatliche Regulierungsbehörden ausweiten wird. Angesehene Einrichtungen wenden sich ebenfalls immer mehr ihren Kunden bzw. Patienten zu. Informationen über solche Verbesserungen können die Qualitätslücke zwischen den einzelnen Einrichtungen größer werden lassen. Am wichtigsten ist jedoch, dass Patienteninformationen die Qualität der Pflegeleistungen und damit die Lebensqualität für die Heimbewohner verbessern können.

7. Die Messung der Kunden-zufriedenheit mit der Pflege

7.1 Einführung

Die Pflege in Amerika hat sich in den letzten 30 Jahren stark gewandelt. Neue Finanzierungs- und Pflegemethoden, neue Organisationen, die Pflegeleistungen anbieten, und sehr viele neue Pflegeeinrichtungen haben gemeinsam dazu beigetragen, die Pflegelandschaft grundsätzlich zu verändern (Bodenheimer, Grumbach, 1995). Ein sehr interessanter Aspekt dieses Wandels war die «Entdeckung» von Qualitätsproblemen in der Pflege sowie die Erkenntnis der Pflegedienste, wie wichtig die Beurteilung der Pflege durch die Patienten selbst ist.

Bis in die siebziger Jahre des letzten Jahrhunderts waren für die meisten Amerikaner nur der Patient, der Pflegedienst und gelegentlich die Familie des Patienten dazu befugt, Entscheidungen bezüglich der körperlichen oder geistigen Gesundheit zu treffen. Dies war die Folge eines sehr «einfachen» aber einflussreichen Modells, in dem die Patienten (Kunden) nur einen Teil der tatsächlichen Kosten für die medizinische Versorgung aufbrachten. Die Krankenversicherer erhielten monatliche Prämien ihrer Kunden und Beiträge von zahlungspflichtigen Organisationen (insbesondere der Regierung und den Arbeitgebern, die Beiträge für die Versorgung ihrer Angestellten zahlten). Der Versicherer zahlte die medizinische Versorgung (Ärzte, Krankenhäuser, ambulante Pflegedienste, Pflegeheime und Apotheken) erst nach Erbringen der Leistungen oder in Form einer festen Gebühr pro Leistung. Die Leistungserbringer legten die Beträge für sämtliche Tätigkeiten fest und die Krankenversicherer oder andere Geldgeber zahlten die Rechnungen.

Dieses System begann aus mehreren Gründen in den siebziger Jahren auseinander zu fallen – die enormen Fortschritte in der Medizintechnik und anderen medizinischen Bereichen, die wachsende Zahl älterer und kranker Menschen sowie anhaltende schlechte ärztliche und pflegerische Leistungen waren Ursachen für die Veränderungen. Die ständig wachsenden Pflegekosten, bedingt und gefördert durch all die genannten Faktoren, spielten eine zentrale Rolle bei der Gestaltung des heutigen Systems. Das heutige Gesundheitssystem hat sich so grundlegend verändert, dass es mit dem System kurz nach dem zweiten Weltkrieg, also etwa vor

60 Jahren, kaum noch Gemeinsamkeiten hat und auch dem System der siebziger Jahre, das gerade einmal 30 Jahre alt ist, in nichts mehr gleicht.

Die wichtigsten Veränderungen waren die Entstehung der so genannten Managed Care und die Verschiebung von der traditionellen Gebührenzahlung pro Leistung hin zu einem prospektiven Zahlungssystem, zu dem auch das System der Diagnosis Related Groups (DRGs) von Medicare und die Pro-Kopf-Zahlungen in Managed-Care-Plänen zählen. Das Managed-Care-System wird sehr unterschiedlich definiert und ausgelegt. Hauptsächlich ist Managed Care jedoch ein Pflegesystem, in dem die zuvor getrennten Bereiche Pflegeleistung und Finanzierung vereinigt sind. Dies wird dadurch erreicht, dass Ärzte, Krankenhäuser und andere Pflegeinstitutionen unter Vertrag genommen werden, um den Mitgliedern von Managed Care, die deren Auswahlkriterien entsprechen und eine monatliche Prämie bezahlen, eine festgelegte medizinische Versorgung anzubieten (Iglehart, 1992).

Managed Care wurde ursprünglich bereits in den zwanziger Jahren des 20. Jahrhunderts entwickelt, hat jedoch erst in den letzten zwei Jahrzehnten ein enormes Wachstum erfahren. Gegenwärtig zählen die Managed-Care-Organisationen in den USA mehr als 50 Millionen Mitglieder, etwa 20 % der amerikanischen Bevölkerung. Es gibt sogar Schätzungen, dass innerhalb der nächsten fünf Jahre 40–50 % der Amerikaner medizinische Versorgung von Managed-Care-Organisationen erhalten werden. Das Angebot und die Zahl der Managed-Care-Pläne wächst stetig, doch es ist ein klarer Trend hin zu konventionellen Versicherungsplänen zu erkennen, die allesamt Kostensenkungsmaßnahmen im Zusammenhang mit Managed-Care-Plänen anwenden. Die meisten konventionellen Versicherer setzen Klassifizierungen vor der Krankenhausaufnahme, Nutzungsprüfungen und andere Managed-Care-Maßnahmen ein, in erster Linie zur Kontrolle und Steuerung von unnötigen stationären Krankenhausaufenthalten. Die Vorauszahlungsmaßnahmen und die Pro-Kopf-Zahlungen haben in den letzten zehn Jahren ebenfalls zur schnelleren Abnahme der Klinikaufenthalte und dem dramatischen Anstieg der ambulanten Leistungen beigetragen.

Eine weitere Veränderung in diesem Zusammenhang war die Umgestaltung des amerikanischen Gesundheitswesens in ein großes Unternehmen. Große Unternehmensgruppen haben zunehmend das früher dezentrale Kliniksystem und eine Reihe anderer Pflegebranchen in ihre Organisation integriert und so die Bereiche Management und Eigentum vereinigt und gefestigt. So entstand eine den Kapitalgebern eigene Klinikkette. Ein wichtiger Teil dieses Trends war dabei die horizontale und die vertikale Integration von Pflegeeinrichtungen in größere, zentralisierte Organisationen. Mehrere hundert gewinnorientierte und nicht gewinnorientierte Krankenhäuser schlossen sich auf horizontaler Ebene in Klinikketten zusammen, um in den Genuss der Vorteile großer Organisationen zu kommen und auf vertikaler Ebene umfassende Dienste anbieten zu können. Solche

Zentren bieten von der Krankenversicherung bis zur ambulanten Gemeindepflege alle Leistungen an. Dieser Trend wurde durch einen Zustrom von Verwaltungskräften einer neuen Generation und damit der Einführung von unternehmerischen und wirtschaftlichen Interessen und Werten begleitet, die häufig mit den Werten der traditionellen Pflege kollidieren (McArthur/Moore, McArthur, 1997).

7.2 Die Qualität der Pflege

Im traditionellen System hatten versicherte Patienten beinahe uneingeschränkte Freiheit bei ihrer Arztwahl und der Arzt hatte die Souveränität über sämtliche klinischen Entscheidungen. Der Arzt entschied, wie viel und welche Art der Behandlung der Patient durch welchen Dienstleister erhalten sollte. Nur der ärztliche Eid, die Ethik, der Wunsch, den Patienten zu behalten und die Angst vor Klagen wegen Kunstfehlern schränkten die Wahl der Dienstleister ein. Dabei ist es nicht verwunderlich, dass die Leistungserbringer die Qualität der Pflege und der Versorgung ebenfalls als ihren Hoheitsbereich ansahen. Folglich spiegeln sich die Ansichten der Ärzte, bezüglich der Qualität und wie diese zu beurteilen sei, in den früheren Initiativen zur Festlegung von Qualitätskriterien und zur Qualitätssicherung in der Pflege wider.

In der Pflege wird Qualität grundsätzlich durch die drei 1966 von Donabedian vorgeschlagenen Kriterien beurteilt: Pflegestruktur, Pflegeprozess und Pflegeergebnis. Die strukturellen Kriterien lassen sich auf den Leistungserbringer oder das Programm als Ganzes anwenden, inklusive physischer Strukturen, Ausstattung, Dokumentation, Personalausstattung und administrativer Vorgänge (z. B. Fachärzte in einer Klinik oder Eigentümerstatus einer Klinik). Im Wesentlichen beziehen sich die strukturellen Kriterien auf die Elemente, die für eine angemessene Qualität der Versorgung als notwendig erachtet werden. Prozesskriterien beziehen sich auf die Art, wie bestimmte Vorgänge zwischen ärztlichem und anderem Personal oder Patienten gehandhabt werden, und sie sollen als Entscheidungshilfe dafür dienen, ob durchgeführte Maßnahmen angemessen sind. Im Gegensatz zu den strukturellen und den Prozesskriterien, die auf den Einsatz von Mitteln und Maßnahmen ausgerichtet sind, beziehen sich die Ergebniskriterien auf tatsächliche Erfolge eines Programms bzw. auf die erzielten Ergebnisse.

Die Leistungserbringer glaubten im Großen und Ganzen, dass die Pflege einen positiven Einfluss auf die Gesundheit der Patienten habe. Schließlich waren die USA bei der Identifizierung und Bekämpfung von Krankheits- und Todesrisiken seit Beginn des 19. Jahrhunderts weltführend in der Medizin. Darüber hinaus gingen Jahr für Jahr Millionen Amerikaner ins Krankenhaus, zum Arzt oder zu anderen Gesundheitsexperten und erhielten medizinische Pflege und Versorgung von höchster Qualität. Die Struktur- und Prozesskriterien – und nicht die Ergebnisse – wurden traditionell als Kernstück der Qualitätsbeurteilung in der Pflege erachtet; zum Teil deshalb, weil die Qualität der Pflege als unbestritten galt und zum Teil, weil es bis vor kurzem keine Mittel gab, um diese Annahme entweder in Frage zu stellen oder zu stützen. Die Ergebnisse der Qualitätsbeurteilung aus der Sicht der Patienten (etwa Zufriedenheit) oder aus der Sicht der Geldgeber (etwa Effizienz oder Kosten) waren ganz offensichtlich nicht beachtet worden. Die Meinung der Patienten bezüglich der Qualität der Pflege und Versorgung war nicht erwünscht, da Patienten die Fähigkeit abgesprochen wurde, die Qualität beurteilen zu können.

Dieser relative Mangel an Aufmerksamkeit, welcher der Qualitätsbewertung im Allgemeinen geschenkt wird, und die Verwendung von Ergebnissen im Besonderen steht in starkem Widerspruch zu den zahlreichen Bedenken, die hinsichtlich der Qualität geäußert werden. Seit das traditionelle Gesundheitssystem infolge von Ressourcenbeschränkungen und dem Aufkommen von Bedenken im Zusammenhang mit der Patientenpflege in der neuen Ära von Managed Care zusammengebrochen ist, wird immer deutlicher wahrgenommen, dass die Qualität der Pflege nicht gewährleistet werden kann und in der Vergangenheit nicht ausreichend beachtet wurde. Nicht alle Kontakte der Patienten mit dem Gesundheitssystem enden positiv. In den USA sterben jedes Jahr etwa 180 000 Menschen infolge von Verletzungen, die ihnen durch Ärzte zugefügt wurden. Und etwa 70 % dieser Todesfälle sind Schätzungen zufolge Ergebnisse von vermeidbaren Fehlern (Leape, 1994). In den letzten zehn Jahren hat man sich stärker darauf konzentriert, spezifische Maßnahmen zu entwickeln, mit deren Hilfe Qualität besser definiert, beurteilt und garantiert werden kann. Das Hauptinteresse verschiebt sich dabei von den Prozess- und Strukturkriterien auf die Ergebniskriterien. Ein Maßstab für das verstärkte Interesse an der Qualität der Pflege ist eine kürzlich in der Fachzeitschrift *The New England Journal of Medicine* erschienene sechsteilige Serie (Blumenthal, 1996). Andere wichtige medizinische Fachzeitschriften, wie beispielsweise *Health Affairs*, haben ihre letzten Ausgaben ebenfalls dem Thema der größeren Wahlmöglichkeiten für Patienten und der Information bezüglich der Pflegequalität gewidmet (Iglehart, 1996; Edgman-Levitan, Cleary, 1996). Patienten und Geldgeber fordern Ergebnisse, um beurteilen zu können, ob die Veränderungen im Gesundheitssystem zu einer schlechteren Qualität der Versorgung geführt haben.

Die Messung der Patientenzufriedenheit ist ein wichtiger Faktor in dieser Entwicklung. Das heutige Gesundheitssystem, das einem starken Wettbewerb unterliegt, hat ein unvorhergesehenes Interesse an der Qualitätsbewertung der Versorgung, inklusive der Forderung nach Patientenfeedback zu Gesundheitsplänen, und nach Bewertungen der Patientenzufriedenheit hervorgerufen. Anbieter von Gesundheitsdiensten müssen das was sie anbieten und tun immer häufiger rechtfertigen, um mit den Krankenversicherungen um öffentliche und private Gelder zu kämpfen. Die Beurteilung der Patientenzufriedenheit wird als wichtiges

Instrument angesehen, um sich auf der Grundlage von Qualität und Preis auf dem Markt zu behaupten. Mit der Auswahl von Gesundheitsplänen wollen Patienten und die Käufer der Gesundheitspläne im Interesse der Kunden wissen, wie die Mitglieder diese Pläne beurteilen. In den meisten Gesundheitsplänen und bei Anbietern von Gesundheitsleistungen ist eine regelmäßige Befragung der Kunden vorgesehen, um die Qualität und den Marktanteil zu verbessern und vorgegebene Standards zu erfüllen. Ein solcher Standard ist beispielsweise das so genannte HEDIS-Programm (Health Plan Employer Data Information Set), das durch die «Nationale Kommission für Qualitätssicherung» (NCQA) als Standardpaket zur Messung von Leistungen und zum Vergleich von verschiedenen Gesundheitsplänen entwickelt wurde.

7.3 Überblick über die Literatur zur Patientenzufriedenheit mit der Pflege

Messungen der Patienten- oder Kundenzufriedenheit mit der Pflege liefern eine einzigartige Informationsquelle über den Erfolg von gesundheitsbezogenen Maßnahmen, sei es in Kliniken, Praxen oder bei den Patienten zu Hause (Cleary, McNeil, 1988; Geigle, Jones, 1990). Die Zufriedenheit der Patienten mit der Versorgung ist eng mit ihrem Gesundheitszustand verbunden, denn die Patienten liefern Informationen über die Nutzung und die Bewertung der angebotenen Leistungen. Die Verwendung von Messinstrumenten, die Standardkriterien wie Reliabilität und Validität erfüllen, liefert im Vergleich zu der einfachen Frage an Patienten: «Sind Sie mit den angebotenen Gesundheitsdiensten zufrieden?» eine wissenschaftlichere Basis, auf der die Zufriedenheit mit der Gesundheitsversorgung gemessen werden kann.

Ein Großteil der Studien, welche die Verwendung der Patientenmeinung bei der Messung der Qualität der Leistungen untersucht haben, beinhaltet ebenfalls die Zufriedenheit der Patienten mit ärztlichen Leistungen oder der Akutpflege (Hulka, Zyzanski, Cassel u. Thompson, 1970, 1971; Ware, Snyder u. Wright, 1976a, 1976b; Stamps u. Finkelstein, 1981; Davies u. Ware, 1988). In den letzten zehn Jahren haben Forscher die Zufriedenheit mit der Pflege (Lucas, Morris u. Alexander, 1988; Hinshaw, Atwood, 1988; Eriksen, 1987), Rehabilitationsleistungen (Davis, Hobbs, 1989), Apotheken (MacKeigan, Larson, 1989), nicht-ärztlichen Behandlungen in kleinen Krankenhäusern (Guzman, Sliepcevich, Lacey, Vitello, Matten, Woehlke u. Wright, 1988) und anderen Pflegeorganisationen, wie z. B. HMOs (Cryns, Nichols, Katz u. Calkins, 1989) untersucht. Diese Literatur wurde mehrmals intensiv studiert (Lebow, 1974, 1983; Linn, 1975; Ware et al., 1976a; Locker, Dunt, 1978; Pascoe, 1983; Lochman, 1983; Cleary, McNeil, 1988; Yi, 1990; Aharony, Strasser, 1993).

Es gibt Messungen der Patientenzufriedenheit mit der medizinischen Versorgung, die nachweislich mit den Einstellungen zur Gemeinde, der Zufriedenheit mit dem Leben insgesamt, Werten oder Erwartungen an medizinische Leistungen, dem Gesundheitszustand, der Bildung, dem Einkommen, der ethnischen Zugehörigkeit und der geographischen Lage korrelieren. Doch viele Studien liefern auch völlig gegenteilige Ergebnisse (Cleary, McNeil, 1988). Das Alter hat nachweislich immer Einfluss auf den Grad der Zufriedenheit, wobei ältere Patienten grundsätzlich zufriedener sind als junge Patienten (Locker, Dunt, 1978; Linn, 1975). Geron (2000) konnte jedoch keine Unterschiede in der Zufriedenheit bei älteren Menschen hinsichtlich der häuslichen Pflege feststellen. Er geht davon aus, dass die altersabhängige Entscheidungsfähigkeit unter älteren Menschen abnimmt. Weiterhin geben Frauen stets höhere Zufriedenheit an als Männer. Die Zufriedenheitsmessungen bezogen sich jedoch nicht immer auf objektive Indikatoren oder unabhängige Patientenaussagen (Davies, Ware, 1988; Gauthier, 1987). Eriksen (1987) fand z. B. einen negativen Zusammenhang zwischen subjektiven Einstufungen der pflegerischen Versorgung und objektiver Beurteilung der Qualität der Pflege.

Bei der Beurteilung der Messungen zur Patientenzufriedenheit ist eine Unterscheidung besonders wichtig - der Unterschied zwischen objektiven Einstufungen und subjektiven Aussagen (Davies u. Ware, 1988). Kundenbefragungen geben die subjektive Beurteilung der Pflege eines Einzelnen wieder. Diese subjektive Beurteilung kann auf früheren Erfahrungen und persönlichen Standards beruhen, die bei der Beurteilung verwendet wurden. Im Gegensatz dazu stellen objektive Aussagen Situationen oder Handlungen dar, die sich ereignet oder nicht ereignet haben. Eine solche objektive Aussage wäre z. B. die Antwort auf die Frage: «Wurde das Mittagessen spätestens um 12:15 Uhr serviert?» Solche Aussagen sind von Natur aus objektiver und können von unabhängigen Gutachtern bestätigt werden. Bei Nachuntersuchungen ergab sich jedoch, dass solche Aussagen meist nicht mit der subjektiven Einschätzung einer Leistung durch den Patienten übereinstimmten (Davies u. Ware, 1988; Roberts et al., 1983).

7.4 Messungen der Patientenzufriedenheit

Denkt man über Maßnahmen zur Messung der Patientenzufriedenheit mit der Pflege nach, so gibt es sowohl positive als auch negative Aspekte. Positiv zu verzeichnen ist, dass es eine Reihe von Messinstrumenten für beinahe jede Leistungsart gibt, und dass sich einige davon bereits sehr gut etabliert haben. Sie wurden gründlich auf Validität und Reliabilität getestet, und zur Verwendung mit älteren Menschen ausgearbeitet. Negativ anzumerken ist allerdings, dass die meisten dieser Messinstrumente wohlbekannte Nachteile aufweisen. Sie sind entweder speziell für bestimmte Leistungen oder Regionen konzipiert, das heißt sie beurteilen nur ganz bestimmte Dienste und können nicht für programmübergreifende Vergleiche herangezogen werden, oder es wurde kein psychometrischer Test bzw. keine Standardisierung vorgenommen, die für einen verlässlichen Vergleich über einen längeren Zeitraum oder einen Vergleich der Gesundheitspläne und der Kundengruppen notwendig ist. Schließlich wird in den meisten Untersuchungen ein Frageninstrumentarium verwendet, das speziell auf die jeweilige Einrichtung ausgerichtet ist oder zur Beantwortung von Fragen aus der Sicht der Käufer oder der Arbeitgeber, nicht aber aus der Sicht der Kunden dient.

Wie andere Zufriedenheitsmessungen auch, können diejenigen zur Beurteilung der Patientenzufriedenheit ein- oder mehrdimensional, global oder multidimensional gestaltet und auf ältere Menschen oder eher jüngere bzw. Menschen in mittlerem Alter ausgerichtet sein. In den nächsten Abschnitten werden einige ausgereifte Ansätze zur Messung der Patientenzufriedenheit mit der Gesundheitsfürsorge anhand standardisierter Messinstrumente beschrieben.

7.4.1 Eindimensionale Messinstrumente

Eindimensionale Messinstrumente werden in der Zufriedenheitsforschung schon seit Jahrzehnten verwendet. In der Regel sollen die Befragten ihren allgemeinen Zufriedenheitsgrad angeben, z. B. auf die Frage: «Wie zufrieden sind Sie im Allgemeinen mit den Leistungen, die Sie erhalten?» In der Fachliteratur wurden einige dieser Instrumente ausführlich untersucht (Andrews u. Withey, 1976). Zu den besten zählt dabei die so genannte «Cantril-Leiter», eine Ankerskala von «0» bis «10», wobei «0» die größte Unzufriedenheit und «10» die größte Zufriedenheit ausdrückt. Bei unserer eigenen Forschung haben wir eine globale Zufriedenheitsskala für verschiedene Pflegedienste erstellt, die zum Teil zur Entwicklung des Zufriedenheitsmessinstrumentes für die häusliche Pflege (Home Care Satisfaction Measure, HCSM) diente (Geron, 1998). Die Basisskala besteht aus einer 20 cm langen sichtbaren analogen Skala in Form eines vertikalen Thermometers, bei dem die Endpunkte deutlich zu erkennen sind. Den befragten Personen wurde für jede erhaltene Leistung ein Thermometer gezeigt und sie wurden gebeten, ihre Zufriedenheit mit dieser Leistung einzustufen. Dies geschah durch Anbringen einer Markierung auf dem Thermometer. Der Abstand der Markierung vom Nullpunkt wurde in Zentimetern (entweder auf- oder abgerundet) gemessen und in eine Skala von «0–100» übertragen.

Eindimensionale Messinstrumente oder solche mit sehr wenigen Fragen haben den Vorteil, dass sie einfach und kostengünstig in der Anwendung sind im Gegensatz zu längeren und mit vielen Fragen ausgestatteten Fragebögen, die verschiedene Dimensionen der Langzeitpflege beurteilen. Sie werden jedoch heute kaum noch in der Forschung angewandt, da allgemein anerkannt wurde, dass sich Leistungen in der Langzeitpflege aus vielerlei Komponenten zusammensetzen. Diese Tatsache muss immer wieder betont werden. Im Bereich der Akutpflege und bei unserer eigenen Erforschung der häuslichen Pflege haben viele Studien gezeigt, dass die Langzeitpflege sehr komplex und vielfältig ist, selbst wenn das Ausmaß dieser Komplexität nicht für jeden Bereich oder für alle Leistungen in der Langzeitpflege ausreichend beschrieben wurde. Ein- oder mehrdimensionale Messungen der Patientenzufriedenheit haben eine gemeinsame naturbedingte Schwäche: Sie beziehen alle relevanten «Gewichtungen» der Dimensionen durch die Befragten ein und erlauben dem Praktiker nicht zu beurteilen, welche konkreten Aspekte der Leistungen als positiv und welche als negativ bewertet werden.

7.4.2 Mehrdimensionale Messinstrumente

Unter den mehrdimensionalen Messinstrumenten gibt es einige, die sich bereits sehr gut etabliert haben, an einer Vielzahl von Patientengruppen getestet wurden und relativ kurz sind. In **Tabelle 7-1** werden die Merkmale einiger dieser Messinstrumente kurz dargestellt. Die folgende Zusammenfassung der drei vorwiegend verwendeten Instrumente zeigt deren Aufbau, die angesprochenen Dimensionen sowie Art und Struktur der verwendeten Fragen.

Der von Ware und Partnern entworfene Fragebogen zur Patientenzufriedenheit (Patient Satisfaction Questionnaire, PSQ; Ware u. Snyder, 1975; Ware et al., 1976) ist ein sorgfältig entwickeltes Instrument zur Messung der Zufriedenheit der Patienten mit ärztlichen und anderen medizinischen Leistungen. Er umfasst die folgenden Bereiche: Verfügbarkeit von Leistungen, Finanzierung der Versorgung, Menschlichkeit der Ärzte, Qualität und Kontinuität der Versorgung, Ausstattung und allgemeine Zufriedenheit. Die Fragebögen bestehen aus jeweils zwei bis vier Fragen, wobei die Befragten anhand einer 5-stufigen Likert-Skala antworten, die von «stimme voll und ganz zu» bis «lehne völlig ab» reicht. Die Antwortkategorien sind bezüglich positiver und negativer Formulierung ausgeglichen, so dass keine Beeinflussung in die eine oder andere Richtung gegeben ist (Ware, 1978). Der Fragebogen zur Patientenzufriedenheit (PSQ) wurde zur Untersuchung der Patientenzufriedenheit mit der Pflege (Guzman et al., 1988) und zur Validierung anderer Fragebögen großflächig eingesetzt.

Der von Larsen, Attkisson, Hargreaves und Nguyen 1979 entwickelte Fragebogen zur Kundenzufriedenheit (CSQ) besteht aus acht Fragen und wurde ursprünglich zur Evaluierung von Leistungen in der Versorgung von geistig behinderten Menschen eingesetzt. Er war jedoch als allgemeines Messinstrument zur Beurteilung der Kundenzufriedenheit mit Dienstleistungen am Menschen, also z. B. der Pflege und der medizinischen Versorgung entwickelt worden. Jede Frage wird anhand einer 4-stufigen Likert-Skala beantwortet. In einer Studie, welche die Korrelation des Fragebogens mit der Inanspruchnahme der Leistungen und den

Tabelle 7-1: Erhebungsinstrumente zur Beurteilung der Patientenzufriedenheit mit der Pflege

Instrument	Dimensionen/beurteilte Bereiche	Zeitrahmen der Beurteilung	Zweck/befragte Patientengruppen	Datenerhebungsmethode
Fragebogen zur Kundenzufriedenheit (Client Satisfaction Questionnaire, CSQ; Larsen et al., 1979)	allgemeine Kunden-/Patientenzufriedenheit	Gegenwart	Erwachsene; Zufriedenheit der Kunden mit dem Gesundheits- und Versorgungsprogramm	Die Originalversion enthielt 18 Fragen, die in einer 4-stufigen Likert-Skala skaliert wurden. Die überarbeitete Version enthält noch acht Fragen. Der Fragebogen kann eigenständig ausgefüllt werden.
Patienten-Zufriedenheitsskala (Patient Satisfaction Scale, PSS; LaMonica et al., 1986)	fachlich-professionelles Verhältnis, Fachwissen, Vertrauensverhältnis, Ausbildungsverhältnis	gegenwärtige Eindrücke basierend auf früheren Erfahrungen	Zufriedenheit ambulanter erwachsener Patienten mit der Pflege	Fragebogen mit 25 Fragen; Verwendung einer 5-stufigen Likert-Skala
Fragebogen zur Patientenzufriedenheit (Patient Satisfaction Questionnaire, PSQ; Ware et al., 1978)	Zweckmäßigkeit der Leistungen, Verfügbarkeit der Leistungen, Finanzierung der Versorgung, Menschlichkeit der Ärzte, Versorgungsqualität, Ausstattung, allgemeine Zufriedenheit	Gegenwart (kürzlich erhaltene ärztliche Versorgung)	Pflegepatienten	Die Originalversion enthielt 56 Fragen mit einer 5-stufigen Likert-Skala zur Beantwortung. Die überarbeitete Version enthält 43 Fragen.
Zufriedenheitsskala für Senioren (Older Patient Satisfaction Scale, OPSS; Cryns et al., 1989)	undifferenzierte Achtung vor Leistungserbringern in der Pflege, Bedenken über die Qualität der Versorgung, einfacher Zugang, Beschwerden über Wartezeiten, HMOs sind für die Routineversorgung, Wertschätzung des behandelnden Arztes, spezielle Pflege bei ernsten Beschwerden, Arzt informiert über Testergebnisse, gute Qualität für das bezahlte Geld, ständige Schwierigkeiten ärztliche Leistungen zu erhalten, Verfügbarkeit des normalen Leistungserbringers, generelle Wertschätzung der HMOs	gegenwärtige Zufriedenheit basierend auf den Erfahrungen mit HMOs	ältere HMO-Patienten (65 Jahre und älter)	60 Fragen zur selbständigen Beantwortung mit einer 5-stufigen Likert-Skala

psychotherapeutischen Ergebnissen untersuchte (Attkisson, Zwick, 1982), korrelierte der Fragebogen mit einer größeren Reduzierung der Symptome und einer geringeren Anzahl von Therapiesitzungen. Bei der Anwendung des Fragebogens auf Patienten verschiedener ethnischer Zugehörigkeit in einer Studie zur Patientenzufriedenheit in zwei Gemeindeheimen für geistig behinderte Menschen zeigten sich keine signifikanten Unterschiede (Roberts, Attkisson, 1983). Der Fragebogen zur Kundenzufriedenheit (CSQ) wurde ebenfalls auf breiter Ebene verwendet (Heath et al., 1984). In einem Vergleich zwischen einer 18 Fragen beinhaltenden Version des Fragebogens zur Kundenzufriedenheit (CSQ) und demjenigen zur Patientenzufriedenheit (PSQ) fanden Roberts, Pascoe und Attkisson (1983) heraus, dass sich der Fragebogen zur Patientenzufriedenheit (PSQ) sehr stark auf globale oder multidimensionale Messungen des subjektiven Wohlbefindens bezog. Die Autoren behaupten daher, dass Erhebungsinstrumente wie beispielsweise der Fragebogen zur Patientenzufriedenheit (PSQ), der Fragen/Aussagen über Pflegedienstleister enthält, in der Regel häufiger Komponenten des subjektiven Wohlbefindens ansprechen, während Erhebungsinstrumente wie der Fragebogen zur Kundenzufriedenheit (CSQ), der speziell Fragen/Aussagen zu den einzelnen Leistungen enthält, eher die Zufriedenheit mit den Leistungen beurteilen.

Die Zufriedenheitsskala für Senioren ist ein Erhebungsinstrument bestehend aus 60 Fragen/Aussagen, das zur Messung der Zufriedenheit von älteren Patienten mit der Pflege in HMOs entwickelt wurde. Dieses von Cryns et al. (1989) entwickelte Instrument entstand aus verschiedenen Kundenmeinungen zu den Leistungen der HMOs, die aus einer Reihe von Gruppenbefragungen hervorgingen. Aus diesen Gruppeninterviews wurden elf Inhaltskategorien und eine nicht klassifizierte Kategorie gewonnen:

1. Ärzte
2. Finanzen, Personaleinstellungen
3. alternative Anbieter
4. wechselnde Ärzte
5. Vollständigkeit der Leistungen
6. Zweckmäßigkeit der HMOs
7. persönliche Gesundheitsprobleme
8. Zugangsprogramme
9. Atmosphäre und Stimmung – allgemeine Kommentare
10. Zugang und Lage
11. Vorsorgemaßnahmen und -untersuchungen
12. körperliche Untersuchungen und «nicht klassifizierte» Leistungen.

Die Zufriedenheitsskala für Senioren korreliert mäßig mit den Dimensionen des Fragebogens zur Patientenzufriedenheit (PSQ) (0,18 bis 0,47) und denjenigen des Fragebogens zur Kundenzufriedenheit (CSQ) (0,40).

7.5 Neuere private und öffentliche Initiativen

Neuere öffentliche und auch private Initiativen haben das Sammeln von Kundeninformationen zu einer wichtigen Aufgabe im Qualitätsverbesserungsprozess in der Pflege gemacht. Zwei der bislang größten Projekte möchten wir im Folgenden beschreiben.

7.5.1 Studie zur Kundenbeurteilung von Gesundheitsplänen

1995 gründete die «Organisation für Gesundheitspolitik und Forschung» (Agency for Health Care Policy and Research, AHCPR), eine staatliche Organisation des öffentlichen Gesundheitswesens, eine neue Initiative mit dem Namen «Studie zur Kundenbeurteilung von Gesundheitsplänen» (Consumer Assessments of Health Plans Study, CAHPS). Ziel der Studie ist es, ein Paket standardisierter Fragebogen zur Verfügung zu stellen, die zur Gewinnung und zur Dokumentation wichtiger und zuverlässiger Informationen über die Erfahrungen der in Gesundheitsplänen eingebundenen Kunden dienen. Die Studie ist kein Erhebungsinstrument über die Zufriedenheit, sondern sie sammelt Informationen bezüglich der Versorgungsqualität, die für Kunden bei der Entscheidung für einen Gesundheitsplan interessant sind. Dazu gehören z. B. Zugang und Qualität der Versorgung sowie die Kommunikationsfähigkeiten der Leistungserbringer und des Verwaltungspersonals. Die Organisation soll allen krankenversicherten Personen zur Verfügung stehen – auch Mitgliedern von Medicaid und Medicare sowie Mitgliedern privater Krankenversicherungen – und das gesamte Gesundheitssystem abdecken, von leistungsabhängig finanzierten Tätigkeiten bis zu gesteuerten Gesundheitsplänen. Darüber hinaus sollen Informationen über spezielle Patientengruppen gewonnen werden, wie z. B. Menschen mit chronischen Leiden und Krankheiten sowie Familien mit Kindern.

Zur Durchführung der Studie vergab die «Organisation für Gesundheitspolitik und Forschung» drei Fünf-Jahres-Stipendien an verschiedene Konsortien jeweils unter dem Vorsitz von RAND (amerikanisches, nicht-gewinnorientiertes Forschungsinstitut), der medizinischen Fakultät der Harvard-Universität und dem Research Triangle Institute. Das Projekt wurde in zwei Hauptphasen aufgeteilt. In Phase 1 arbeiteten die Stipendiaten und das Consultingunternehmen Westat im Team zusammen und entwickelten und testeten Fragebögen zur Gewinnung von Kundeninformationen über deren Erfahrungen und Beurteilungen von Gesundheitsplänen und Leistungen. Sie entwickelten und testeten verschiedene Berichterstattungsarten, um diese Informationen für die Kunden zugänglich zu machen und entwarfen und implementierten eine Beurteilungsmethode zur Verbesserung der Studienprozesse und -produkte. Wichtigstes Ziel in Phase 2 war es zu erkennen, wie alle diese Produkte – Untersuchungen, Berichte, Implementierungshandbücher – in verschiedenen Einrichtungen vor Ort funktionierten. Um dies zu erfahren, nahmen die Stipendiaten Anfang 1997 ihre Arbeit an fünf Versuchseinrichtungen auf und führten dort eine vollständige Studie zur Kundenbeurteilung von Gesundheitsplänen durch.

Zusammen mit den Versuchseinrichtungen und jenen Institutionen, die das Programm früh einsetzen, werden die Stipendiaten Prozess- und Ergebnisevaluierungen durchführen. Ziel der Prozessevaluierung ist es zu erfahren, wo die Prozesse und Vorgänge der Studie beim praktischen Einsatz in echten Einrichtungen erfolgreich sind und wo sie scheitern. Weiterhin wird das Team in den Versuchseinrichtungen einige methodologische Fragen bezüglich der Erhebungsart (Wird über schriftliche/telefonische Befragung eine höhere Antwortrate erzielt? Gibt es systematische Abweichungen bei den Antworten je nach Erhebungsart; fallen z. B. Antworten über das Telefon positiver aus?) und dem Patiententyp (Wie unterscheiden sich die Antworten bei der Untersuchung der Kinderversorgung, wenn sie von Erwachsenen oder von Jugendlichen gegeben werden?) testen. Von 1998 an wird das Studienteam sämtliche Erkenntnisse der Versuchseinrichtungen, der Frühanwender und anderer Benutzer noch einmal überprüfen. Anschließend werden die Produkte und Vorgänge noch einmal überarbeitet, neue Versionen der Produkte verteilt und in einer zweiten Runde in den Versuchseinrichtungen implementiert, sofern es das Budget zulässt.

7.5.2 Das «HEDIS»-Programm

Das so genannte «HEDIS»-Programm (Health Plan Employer Data and Information Set) wurde entwickelt, um den Kunden standardisierte Informationen über die Qualität der Gesundheitspläne zu liefern. Die «Nationale Kommission für Qualitätssicherung» NCQA, eine private, nicht gewinnorientierte Organisation, die zur Qualitätsmessung der Gesundheitspläne eingerichtet wurde, entwickelte «HEDIS» in Zusammenarbeit mit Kunden, Gesundheitsplänen und Technikern. Die NCQA wird von einem Vorstand geleitet, der sich aus Arbeitgeber-, Kunden- und Arbeitnehmervertretern, Vertretern der verschiedenen Gesundheitspläne, Qualitätsfachleuten, Vertretern von Aufsichtsbehörden und von den Organisationen der Medizin zusammensetzt. Die NCQA begann 1991 mit der Zulassung von Managed-Care-Organisationen. Obwohl die Zulassung auf freiwilliger Basis läuft, haben bis heute mehr als die Hälfte aller Health-Management-Organisationen in den USA ihre Zulassung beantragt.

Die NCQA gab die erste Version des Programms, HEDIS 2.0, im November 1993 heraus und es entwickelte sich schnell zum globalen Leistungsmesssystem unter den Managed-Care-Plänen. Viele Gesundheitspläne liefern HEDIS-Daten an

Unternehmenskunden oder verwenden die Daten für die eigenen Qualitätsverbesserungsbestrebungen. Unternehmer setzten HEDIS ebenfalls ein, um die Auswahl unter den verschiedenen Versorgungsplänen zu erleichtern. Heute erhalten viele Kunden durch die Initiative von Unternehmern, Zeitschriften und lokalen Zeitungen HEDIS-Daten in Form von «Kurzberichten» der Versorgungspläne.

Folglich gab die NCQA das Programm «Medicaid HEDIS» frei, eine HEDIS-Version mit integrierten Messungen speziell für Patienten des Medicaid-Programms. 1996 kam schließlich HEDIS 3.0 auf den Markt, das sowohl HEDIS 2.5 (die 1995 erschienene technische Aktualisierung der Version 2.0) als auch Medicaid-HEDIS ersetzte. HEDIS 3.0 ermöglicht sowohl öffentlichen als auch privaten Anwendern die Verwendung desselben Leistungsmesswerkzeuges zur Beurteilung der Versorgungspläne, unabhängig davon, ob die Pläne für kommerzielle oder öffentliche Organisationen bestimmt sind. Dies ist ein wichtiger Schritt vorwärts im Hinblick auf die geplante Rechenschaftspflicht bei der Gesundheitsversorgung.

Vorgängerversionen von HEDIS 3.0 enthielten keine Standardfunktion zur Informationsgewinnung von Mitgliedern eines Versorgungsplans über deren Zufriedenheit mit den enthaltenen Leistungen. HEDIS 3.0 enthält nun eine Mitgliederbefragung zu deren Zufriedenheit, die vergleichbare Daten über die Kundenzufriedenheit mit den verschiedenen Versorgungsplänen im ganzen Land liefert. Der Fragebogen fasst viele Fragen aus existierenden Untersuchungen zur Kundenzufriedenheit in einem einzigen Instrument zusammen. Die meisten HEDIS-Daten werden direkt von den Gesundheitsplänen geliefert. Die NCQA verlangt jedoch, dass die Befragungen von neuen Mitgliedern durch unabhängige dritte Organisationen durchgeführt werden. Der Fragebogen wird den Mitgliedern per Post zugestellt. Er enthält Fragen zum Versicherungsumfang des Mitglieds sowie Angaben zur soziodemographischen Situation. Weiterhin werden sowohl Fragen zur Zufriedenheit des Mitglieds gestellt, als auch solche zur Beurteilung des körperlichen und geistigen Gesundheitszustandes des Mitglieds. Von 1997 an benötigte die HCFA (Health Care Financing Administration) Managed-Care-Pläne von Medicare, um über die Leistungsmessungen aus HEDIS 3.0 zu berichten, die für Medicare-Mitglieder relevant waren. Darüber hinaus wollte die HCFA an einer unabhängigen Zufriedenheitsstudie von Medicare teilnehmen, der Medicare-Version der Studie zur Kundenbeurteilung von Gesundheitsplänen.

7.6 Zusammenfassung

In diesem Kapitel wurden einige Bereiche der Messung und Gewinnung von Patientendaten zur Zufriedenheit mit der Pflege beleuchtet. Zufriedenheitsmessungen mit der ärztlichen oder der Akutversorgung werden im Vergleich zu anderen Leistungen schon sehr viel länger durchgeführt. Zunehmend wird nun in viele Versorgungsprogramme die Meinung der Patienten und deren Beurteilung der Gesundheitspläne einbezogen. Andere Versorgungsbetriebe teilen die Evaluationsergebnisse der Patienten in so genannten Kurzberichten oder auf anderem Wege mit, um die Patienten bei der Wahl eines Versorgungsplans zu unterstützen. Das Interesse an der Meinung der Kunden und deren Beurteilung der Versorgung boomt in diesen Zeiten aus verschiedenen Gründen:

1. Es wurde erkannt, dass die subjektive Beurteilung der Versorgung ein wichtiger Indikator für die Qualität der Versorgung ist.
2. Total Quality Management (TQM) und Qualitätsverbesserungsprogramme gewinnen auf dem Gesundheitssektor immer mehr an Bedeutung.
3. Der Wettkampf unter den verschiedenen Versorgungsbetrieben wird stärker.

8. Die Verwendung der Umfrage-ergebnisse: Vervollständigung des Qualitätszyklus

Unsere Überlegungen, wie man am besten die Meinung seiner Kunden abfragt, haben nun fast ein ganzes Buch eingenommen. Wir haben unterstrichen, wie wichtig es ist, Methoden zu entwickeln – von Gruppenuntersuchungen über Kundenprotokolle bis hin zu groß angelegten Studien – , mit deren Hilfe die Kunden Kommentare zu den erhaltenen Leistungen abgeben können. Jetzt, nachdem der beinahe unendliche Fragenstrom über den Befragungsprozess, die anzuwendenden Instrumente, das Auswahlverfahren der Stichprobe, die Daten-gewinnung, die Frage, wie und wann Stellvertreter für die Befragten und Berater für die durchführende Organisation eingesetzt werden sollten, abgehandelt wurde, stellt sich nun die Gretchenfrage: Wie verwenden wir das vorliegende Material? Schließlich werden Informationen über die Zufriedenheit der Kunden gesammelt, um die Qualität der Leistungen zu verbessern. Wie muss also das erhobene Daten-material verwendet und analysiert werden, um einer Organisation für die Verbes-serung ihrer Leistungen nützlich zu sein. Das erfahren Sie im folgenden und letzten Kapitel dieses Buches.

8.1 Die Analyse der Kundeninformationen

Infolge der Entwicklung des Personalcomputers können Organisationen mit ein wenig Unterstützung einen Großteil der Datenanalyse selbst übernehmen. Bei der ersten Analyse ist es ratsam, ein externes Beratungsunternehmen zur Seite zu haben, doch bei guter Einarbeitung sind wir der Meinung, dass eine Organisation diese Aufgabe mit der Zeit gut selbst übernehmen kann. Manche Organisationen bevorzugen es auch Teil einer Vereinigung zu sein, um so Ver-gleichsdaten zu erhalten. Beide Ansätze werden in den folgenden Abschnitten beschrieben.

8.1.1 Die Interne Analyse

Einer Organisation stehen zwei Möglichkeiten zur Verfügung, die Ergebnisse der Kundenbefragungen zu verwenden. Sie kann einen so genannten «Goldstandard» aufstellen, der bestimmte Ziele für die Umfrageergebnisse festlegt. So kann z. B. ein festgelegtes Ziel für die Organisation sein, dass 90 % der befragten Patienten mit bestimmten Leistungen sehr zufrieden sind, oder dass aus einer 5-Punkte-Skala im Durchschnitt 4,5 Punkte erzielt werden. Solche Skalen können dann über einen längeren Zeitraum zur Untersuchung verwendet werden, denn eine Datenerhebung im Abstand von sechs oder zwölf Monaten ermöglicht es, durchschnittliche Werte über einen längeren Zeitraum festzuhalten. Mit diesem Ansatz kann eine Organisation Benchmarks für eine kontinuierliche Verbesserung aufstellen.

Bei einer Einzelanalyse in einer Organisation lassen sich auch Analysen von Untergruppen durchführen, wobei der Zufriedenheitsgrad für spezielle Patientenkategorien untersucht wird. Sind beispielsweise Patienten mit schweren Krankheiten oder Behinderungen zufriedener mit den Leistungen als die übrigen Patienten? Gibt es Unterschiede aufgrund demographischer Merkmale wie z. B. Alter, Rasse, Einkommen oder Lebensstandard? Ist es möglich, dass die Organisation selbst dazu beiträgt, dass diese Unterschiede zustande kommen oder gibt es andere Ursachen für diese Problematik? Die vorliegenden Daten können diese Frage sicherlich nicht konkret beantworten, aber sie können zeigen, ob es diese Unterschiede gibt, damit sich die Organisation dieser Frage ausführlicher widmen kann.

Weiterhin können Fallstudien oder qualitative Daten zur Erweiterung der Analyse herangezogen werden. Informationen über Fallstudien lassen sich als Ergänzung für Umfrageergebnisse verwenden, denn mit Hilfe dieser Informationen lassen sich Trends in den Antworten besser verstehen. Einzelinterviews liefern den Organisationen Hintergrundinformationen über ansteigende oder sinkende Zufriedenheitsgrade. Bei einer kürzlich durchgeführten Untersuchung zur Qualität der häuslichen Pflege wurde beispielsweise ein sinkender Zufriedenheitsgrad festgestellt, der auf finanzielle Einschränkungen der Organisation zurückgeführt werden konnte. Der Pflegedienst musste aufgrund der Beschränkung der Geldmittel die Versorgungszeit kürzen. Die Patienten spürten, dass das Pflegepersonal ständig unter Zeitdruck stand. Dies führte nicht nur dazu, dass die Pflegekräfte wie vorausgesehen weniger Zeit mit den Patienten verbrachten, sondern führte auch zu einer spürbar sinkenden Qualität der geleisteten Versorgung. Ausführliche Einzelinterviews, Fallstudien und Gruppenbefragungen werden im vorliegenden Buch immer wieder als Untersuchungsmethoden angesprochen. Alle diese Methoden können Prozess- und Ergebnisdaten ergänzen.

8.1.2 Die Vergleichsanalyse

Als zweite Möglichkeit können sich einzelne Organisationen zur Analyse ihrer Daten einer Vereinigung ähnlicher Organisationen anschließen. Case-Management-Organisationen, ambulante Pflegedienste oder andere Organisationen, die ähnliche Leistungen für ähnliche Kunden anbieten, können sich untereinander Datenbanken zum Datenvergleich zur Verfügung stellen. So kann jede Organisation ermitteln, wie sich der Zufriedenheitsgrad der eigenen Kunden von jenem der Kunden anderer Organisationen unterscheidet. Bei einem solchen Vergleich werden die Durchschnittswerte einer Organisation mit jenen der anderen Organisationen verglichen. Den Durchschnittswerten wird eine Perzentile zugeordnet, wobei sich die Angabe der 25. und der 75. Perzentile als Referenzangabe für den Vergleich mit anderen Organisationen eignet. So können die einzelnen Organisationen die eigenen Ergebnisse mit jenen der anderen Organisationen vergleichen und die Qualität ihrer Leistungen einschätzen. Solche Daten liefern jedoch nur Anhaltspunkte über die erbrachten Leistungen und sollten nicht als endgültiges Ergebnis betrachtet werden. Zusätzliche Faktoren, wie beispielsweise bestimmte Eigenheiten der Patienten, die Umgebung, verfügbare Ressourcen, die Kultur, die geographische Lage und das verfügbare Budget können die Ergebnisse der Kundenzufriedenheit entscheidend beeinflussen. Einige dieser Unterschiede lassen sich durch eine Vergleichsanalyse statistisch anpassen. So erzielen z. B. Organisationen, die einen hohen Anteil an schwer kranken oder behinderten Menschen versorgen, wahrscheinlich niedrigere Zufriedenheitswerte als andere Organisationen, da bekannt ist, dass schwer kranke bzw. behinderte Patienten im Durchschnitt weniger zufrieden mit erbrachten Leistungen sind. Bei einer solchen Analyseart sind die Organisationen meist Teil einer Vereinigung, und die Angleichungen werden von der Institution vorgenommen, die die gesamte Analyse durchführt und koordiniert.

8.2 Die Verwendung der Daten

Haben Organisationen Information über die Kundenzufriedenheit gewonnen, lassen sich diese Informationen mit anderen Daten verbinden, um so die Qualität des gesamten Programms zu ermitteln. Zusätzliche Daten sind z. B. die Zeitspanne zwischen der ersten Kontaktaufnahme mit der Organisation und der ersten erhaltenen Leistung, die Erfüllung der Anforderungen für die Aufnahme eines Patienten, weitere Ergebnisdaten, wie beispielsweise die Sterblichkeitsrate, Quoten für die Beendigung des Pflegeprogramms, Länge des Krankenhausaufenthalts oder die Quoten für Aufnahme in und Entlassung aus dem Pflegeheim. Solche Messdaten liefern neben den Ergebnissen zum Wohlbefinden der Patienten Anhaltspunkte für die Qualität des angebotenen Pflegeprogramms.

Werden solche Informationen in den täglichen Ablauf der Arbeit einbezogen, spiegelt dies den Qualitätsverbesserungsprozess der Organisation wider. Leider verwenden die meisten Organisationen den Großteil ihrer Zeit auf die Bewältigung der täglich anfallenden Probleme, und nur sehr wenig Zeit auf die Analyse der arbeitsbezogenen Leistungsdaten. Diese Daten können aber beim Verbesserungsprozess in zweierlei Hinsicht sehr nützlich sein: Erstens zur Unterstützung von kontinuierlich anfallenden Verbesserungsvorschlägen, die von der Organisation untersucht werden. Wir erinnern uns z. B. an eine Organisation, die unsicher darüber war, ob Aufnahme- und Beurteilungsprozess für die Patienten zu anstrengend wäre. Man sah sich die verstrichene Zeit bis zur ersten Leistung und die Zufriedenheitsdaten der Patienten an und konnte damit die Qualität des Programms beurteilen. Häufig ermitteln Organisationen auch verbesserungsbedürftige Bereiche anhand von beiläufig erwähnten Aussagen, wobei keine systematischen Daten über die Schwere und die Art des Problems zur Verfügung stehen. Stehen zur Information der Personen Daten zur Verfügung, die sich mit Fragen dieser Art beschäftigen, so erhöht das die Möglichkeiten der Organisation, eine produktive Lösung für das Problem zu finden. In einigen Fällen sind die verfügbaren Daten zur Behandlung der untersuchten Frage ausreichend, in anderen müssen neue Daten erhoben werden.

Wie bereits in Kapitel 1 dargelegt, basiert der Qualitätsverbesserungsprozess auf dem Vorhandensein von Informationen, anhand derer eine Organisation suffiziente Entscheidungen über die Art der Versorgungsleistungen treffen kann. Weiß man hingegen wie im oben genanntem Beispiel nicht, was die Kunden von den empfangenen Leistungen halten und welche Zeit verstreicht, bis die Leistungen erbracht werden, kann man nur sehr schlecht entscheiden, ob der Prozess verändert werden muss oder nicht.

Der zweite Ansatz bei der Verwendung von Benchmarkdaten oder Vergleichsdaten ist die Verwendung der gesammelten Informationen als Ausgangspunkt für eine Überprüfung des angewandten Programms. Bei der Untersuchung von Vergleichsdaten zur Zufriedenheit der Patienten ermittelt eine Organisation etwa, dass die Zufriedenheitswerte der eigenen Patienten im Vergleich zu jenen anderer Organisationen in der Gruppe zu den niedrigsten gehören. Solche Erkenntnisse können anschließend eine Untersuchung der Kunden- und Organisationsprozesse auslösen. Erbringt die Organisation die Leistungen im Vergleich zu den anderen Organisationen anders? Werden mehr oder weniger Leistungen erbracht? Hat die Organisation andere Patiententypen? Wird ein größeres geographisches Gebiet versorgt? Unterscheiden sich Planungs- oder Organisationsprozess von jenen anderer Organisationen? Wählt die Organisation ihre Leistungserbringer anders aus? Werden die Leistungserbringer anders vergütet? Welche Unterschiede bestehen, die diese oder andere Abweichungen der Ergebnisse erklären könnten? Durch die Auseinandersetzung mit solchen Fragen kann die Organisation zu verstehen versuchen, wie Unterschiede bei der Durchführung die Ergebnisse beeinflussen können. Manche Faktoren können von der Organisation beeinflusst werden, andere hingegen, wie z. B. die Art der zu versorgenden Patienten, eindeutig nicht.

Das Wissen, welche Faktoren die Zufriedenheit der Patienten beeinflussen, ist essenziell für die Bemühungen einer Organisation, die Qualität ihrer Leistungen zu verbessern. In manchen Vergleichsstudien können Organisationen Verfahren und Managementprozesse programmübergreifend vergleichen. So können z. B. in einer Vergleichsanalyse diejenigen Organisationen, die bei der Patientenzufriedenheit zu den ersten 10 % zählen, ausführlich untersucht werden, um festzustellen, wie sich die organisatorische Struktur oder die Managementtechniken von jenen unterscheiden, die sich am Ende der Skala befinden. Solche Vergleiche liefern Pflegediensten wertvolle Informationen zur Verbesserung ihrer Dienste, und sie stellen ein Schlüsselelement im Qualitätsverbesserungsprozess dar.

8.3 Wichtige Schritte für die Implementierung einer erfolgreichen Strategie zur Kundenzufriedenheit

Nun, da die Schlüsselkomponenten zur Beurteilung der Kundenzufriedenheit dargelegt wurden, bleibt als letzte Aufgabe noch die Durchführung der Untersuchung. Wie kann eine Organisation oder eine Gruppe von Organisationen dabei vorgehen? Im folgenden letzten Abschnitt werden die zehn wichtigsten Schritte – in bester Letterman-Tradition – zur Durchführung einer erfolgreichen Strategie genannt:

1. *Uneingeschränktes Engagement der gesamten Organisation bei der Berücksichtigung der Kundenmeinungen.*
Am Anfang dieses Buches haben wird darauf hingewiesen, dass die größte Herausforderung für eine Pflegeorganisation darin besteht, dass alle Mitarbeiter interessiert daran sind, die Meinung der Kunden zu erfahren. Viele Organisationen und Einzelpersonen haben gemischte Gefühle gegenüber Kundenfeedback. Einerseits will jeder wissen, wie andere die eigene Leistung bewerten, andererseits möchte man eigentlich nur Positives hören. Lässt man sich darauf ein, die Meinung seiner Kunden zu erfahren, so muss man auch akzeptieren, dass in manchen Fällen Kritik an der erbrachten Leistung erfolgen kann.
Die meisten Organisationen unternehmen zumindest den Versuch, die Zufriedenheit ihrer Patienten zu eruieren. Die Mehrheit ist bei diesem Versuch jedoch wenig erfolgreich. Der Hauptgrund dafür ist die Tatsache, dass die Relevanz und das Vertrauen in das Kundenfeedback nicht ernst genug genommen werden. Das Wissen um die Bedeutung der Kundenmeinung muss von der obersten Managementebene auf alle Mitarbeiter übertragen werden; nur dann

besteht Aussicht auf Erfolg. Die Bereiche der Gesundheits- und Langzeitpflege beinhalten viele Hindernisse bei der Beurteilung der Patientenzufriedenheit. Es gibt zahlreiche Gründe, warum es so schwierig ist, die Meinung der Kunden zu akzeptieren. Diese reichen von den körperlichen und geistigen Schwächen vieler Patienten über die Komplexität der Pflege bis hin zum Mangel an Information über das Erbringen der Pflegeleistungen. Unsere Erfahrung bei der Arbeit mit vielen verschiedenen Organisationen ist, dass es immer viele gute Gründe dafür geben wird, warum Patienten vom Pflegeprozess ausgeschlossen werden, wenn es keinen starken und unerschütterlichen Willen zur Einbeziehung der Patienten gibt.

2. *Übereinstimmung darin, dass Leistungen aufgrund der Kundenbeurteilung und anderer Prozess- und Ergebnisdaten verändert und verbessert werden sollten.*
Die Ausbildung der Ärzte beinhaltete lange Zeit einen systemimmanenten Konflikt. Ärzte sollten von ihren Leistungen und Behandlungen unerschütterlich überzeugt sein, auch dann, wenn der Behandlungsplan alles andere als klar war. Die Folge dieses Phänomens ist, dass sobald praktische Versorgungsmuster erstellt und gelehrt werden, eine Änderung dieser Praktiken kaum noch möglich ist. Das Personal einer Organisation überhört manchmal sehr gerne die Kommentare der Kunden. In einigen Fällen sind die Kundenkommentare vielleicht falsch oder nur wenig hilfreich. Doch ebenso gibt es Fälle, in denen Kunden sehr gut zu einer Beurteilung einer Leistung befähigt sind. Wenn Organisationen die Meinung der Kunden zu den erbrachten Leistungen erfragen, so müssen die Antworten und Kommentare auch zu einem gewissen Grad berücksichtigt werden. Fragt man nämlich die Kunden nach ihrer Meinung und ignoriert dieselbe anschließend völlig, so ist das schlimmer, als gar nicht erst gefragt zu haben.

Es ist eine große Herausforderung, Ärzte dazu zu bringen, einem Verbesserungsprozess zuzustimmen, der anhand von Kundendaten und -informationen eine Änderung der Leistungen verlangt. Die Veränderung althergebrachter Praktiken, sei es die der Universität, wo Lehrmethoden irgendwann während des Mittelalters entwickelt wurden oder diejenigen der praktischen Ärzte, die lange Zeit brauchten, um sich vom Aderlass als wichtiger Intervention zu verabschieden, erfordert Praktiker, die dazu bereit sind, einen Schritt zurückzutreten und ihre Leistungen neu zu beurteilen. In den meisten Organisationen dominiert jedoch eine professionelle Haltung, welche die Bedeutung des Kundenfeedbacks herabsetzt.

3. *Entwicklung einer allgemeinen Strategie für Art und Häufigkeit der Informationsgewinnung, inklusive Daten zur Kundenzufriedenheit und andere Ergebnisdaten.*
Hat sich eine Organisation dazu entschlossen, Informationen über die Zufriedenheit und Ergebnisdaten zu sammeln, muss zunächst eine Strategie zur Datenerhebung entwickelt werden. Welche Daten sollen routinemäßig erhoben werden? Welche Ergebnisse sind als Benchmarks wichtig? Wie häufig sollen

Daten direkt bei den Kunden erhoben werden? Wann und wie häufig sind Gruppenbefragungen notwendig? Welche verschiedenen Datenerhebungsmethoden sollten angewandt werden und in welchem Verhältnis? Da das Sammeln und Verarbeiten von Daten teuer und zeitaufwändig ist, müssen Notwendigkeit der Informationsgewinnung und Kosten gegeneinander abgewogen werden. Daher müssen Organisationen kontinuierlich beurteilen, inwieweit Informationen zur Verbesserung ihrer Dienstleistungen notwendig sind.

Wenn wir mit Organisationen zusammenarbeiten, empfehlen wir immer zuerst die Entwicklung einer Daten- und Qualitätsstrategie. Dazu gehört die Untersuchung der Qualitätsverbesserungsziele im Zusammenhang mit den individuellen Eigenschaften der Organisation, z. B. deren Budget, Zahl und Art der betreuten Patienten, Computerausstattung und internes Know-how, Regulierungsanforderungen sowie Erfahrung bei Zufriedenheits- und Ergebnisanalysen. Ein solcher Plan bzw. Strategie erfordert, dass die Organisation ihre zur Verfügung stehenden Ressourcen und die Motivation noch einmal überdenkt. Weiterhin wird der Entwicklungsprozess eines solchen Unterfangens unterstrichen. Es ist nämlich nicht möglich, sämtliche Schritte gleichzeitig durchzuführen. Organisationen, die diesen strategischen Schritt auslassen, kommen nach unserer Erfahrung nur sehr langsam mit ihrer Untersuchung voran.

4. *Entwicklung eines brauchbaren Systems zur Verarbeitung der Kundeninformationen.*

Bei unseren zahlreichen Besuchen beklagen Organisationen immer wieder die unzureichende Funktionsweise der Management-Informationssysteme. Die meisten Organisationen haben sehr passable Informationsverarbeitungssysteme, die zur Zahlung ihrer Rechnungen dienen, doch nur wenige verfügen über Systeme, die auch andere Aufgaben zur Zufriedenheit erledigen. In den meisten Einrichtungen sind beschreibende Daten über Kunden und deren Veränderungen im Laufe der Zeit, detaillierte Verwendungs- und Kostendaten sowie Informationen über das erhoffte Ziel einer Behandlung nur sehr selten anzutreffen.

Die Fortschritte in der Computerindustrie insgesamt und speziell in der Entwicklung von Software für Gesundheits- und Langzeitpflegeeinrichtungen sind erstaunlich. Die heutige Computergeneration verfügt über ausreichende Prozessorleistung und Speicherkapazitäten, um typische Programme für die genannten Einrichtungen anwenden zu können. So kompliziert auch manche Zusammenstellung der Hardware erscheinen mag, entscheidend für die Anschaffung eines Systems ist die Software.

Das vielfältige Softwareangebot für Pflegeeinrichtungen ist tatsächlich ein zweischneidiges Schwert. Einerseits stehen hinsichtlich der Zusammenstellung und der Organisation der Informationen mehr Möglichkeiten als jemals zuvor zur Verfügung, andererseits kaufen viele Einrichtungen Software, oder lassen sich diese individuell zusammenstellen, um dann feststellen zu müssen, dass sie nicht die speziellen Wünsche erfüllt. Es gibt eine Reihe wichtiger Fragen, die vorher beantwortet werden müssen, um ein funktionierendes System zu entwickeln. Werden Computer beispielsweise in die Serviceleistungen einbezogen, so wie bei Case-Management-Projekten, wo die erste Beurteilung der zukünftigen Kunden in deren Wohnungen mit dem Laptop durchgeführt wird? Welche Analyseart soll wie oft durchgeführt werden? Wie viele und welche Art Daten werden für die Qualitätsverbesserung benötigt? Obwohl die Entwicklung eines guten Management-Informationssystems höchstwahrscheinlich mit externer Unterstützung erfolgen muss, so glauben wir dennoch fest daran, dass die Verfügbarkeit und die Leitung des Personals für das positive Ergebnis eines solchen Unterfangens äußerst wichtig ist.

5. *Entwicklung spezifischer Datenerhebungsinstrumente und -ansätze.*
Eine der am häufigsten an uns gestellten Fragen betrifft die Auswahl eines spezifischen Instrumentes zur Beurteilung der Kundenzufriedenheit. Das Hauptproblem liegt dabei in der Entscheidung, ob ein neues, individuell auf die eigene Institution abgestimmtes Instrument entwickelt oder ein bereits existierendes verwendet werden soll. Ein neues Instrument hat den enormen Vorteil, dass jede Eigenheit der Einrichtung bzw. des eigenen Programms erfasst werden kann. Mit Hilfe der Fragen lässt sich das Programm unter Umständen besser verstehen und die Ergebnisse sind für eine Qualitätsverbesserung sehr viel hilfreicher.

Durch die Verwendung einer bereits existierenden Untersuchungsmethode kann sich die Pflegeeinrichtung die Arbeit und Erfahrung anderer zu Nutzen machen und darauf aufbauen, indem sie ein bereits entwickeltes und erfolgreiches Instrument verwendet. Die Pflegeinstitution muss bei diesem Ansatz das Rad nicht neu erfinden und geht auch hinsichtlich nicht akzeptierter Reliabilitätsstandards kein Risiko ein.

Jede Institution ist zwar einzigartig, doch wir empfehlen in der Regel eine Mischlösung für dieses Problem. Dabei werden zunächst existierende Erhebungsinstrumente für die Untersuchung der Kundenzufriedenheit verwendet. Anschließend werden jedoch fast immer neue Fragen entwickelt – etwa 15 % des Gesamtumfangs –, die genau auf die individuellen Merkmale des jeweiligen Programms abzielen. Unserer Ansicht nach stellt diese Strategie eine akzeptable Möglichkeit dar, welche die individuellen Eigenschaften der Einrichtung oder des Gesundheitsprogramms ausreichend berücksichtigt.

Wie bereits in vorhergehenden Kapiteln beschrieben, gibt es für jeden untersuchten Bereich Fragen zur Zufriedenheit der Kunden. Einige sind besser, andere schlechter, und wir haben immer wieder versucht herauszustreichen, wie wichtig es ist zu erkennen, dass es sich bei solchen Untersuchungen um einen Entwicklungsprozess handelt, und dass das «perfekte» Untersuchungsinstrument noch nicht entwickelt wurde. Über jeden Leistungsbereich sollte sich eine

Institution zunächst gründlich informieren und erst dann entscheiden, welches Erhebungsinstrument sie verwendet. Man darf jedoch nicht vergessen, dass sich die Messinstrumente und auch die für die Zufriedenheit wichtigen Pflegebereiche mit der Zeit ändern können. Wir haben viele Institutionen besucht, in denen die Suche nach dem perfekten Untersuchungsinstrument den gesamten Prozess zum Stillstand gebracht hat. Daher sind wir trotz unserer Verpflichtung zur Qualität und dem damit verbundenen Planungsprozess der Meinung, dass es wichtiger ist die Untersuchung in Gang zu bringen, als jahrelang auf der Suche nach dem richtigen Instrument in Untätigkeit zu harren, auch wenn später Modifikationen notwendig werden. Einer unserer Kollegen drückte dies einst folgendermaßen aus: «Unternehmen Sie etwas, auch wenn es das Falsche ist!».

6. *Entwicklung einer Methode zur Analyse der Erhebungsdaten und anderer gewonnener Informationen.*

Hat eine Institution die notwendigen Daten gewonnen und eine Methode zur Speicherung und Verarbeitung der Information entwickelt, muss ein Analyseplan erstellt werden. Wie bereits oben erwähnt sind wir der Meinung, dass Pflegeeinrichtungen nach einer gewissen Einarbeitungszeit selbst dazu in der Lage sind, die statistischen Analysen durchzuführen. Am Anfang empfehlen wir natürlich die Unterstützung durch externe Berater und wir ermuntern die Institutionen auch zur Zusammenarbeit mit anderen Einrichtungen. In vielen Gemeinden stellt beispielsweise die Zusammenarbeit mit einer Universität für Pflegeeinrichtungen eine gute Möglichkeit dar, Erfahrungen in der Forschung zu sammeln. Studenten und Universitätsmitarbeiter bekommen andererseits einen besseren Einblick in praktische Arbeiten und Projekte.

Mit Bezug auf das oben angesprochene Thema der Management-Informations-Systeme, ist eine der Hauptaufgaben, welchen sich die Institutionen gegenüber sehen, die Einbindung analytischer Funktionen in ihre Systemsoftware. Ein Standardinformationssystem, das für den Gebrauch in einer Pflegeeinrichtung entwickelt und installiert wurde, benötigt normalerweise keine Analysefunktionen. Daher werden solche Funktionen fast nie berücksichtigt. Die Pflegeeinrichtungen müssen jedoch die Möglichkeit haben, täglich ihre Daten zu analysieren, wenn die Verwendung von Erhebungsdaten in die routinemäßige Organisationsstruktur eingebunden werden soll.

7. *Verknüpfen von Informationen mit dem Qualitätsverbesserungsprozess.*

Im vorliegenden Buch haben wir wiederholt darauf hingewiesen, wie wichtig es für die Einrichtungen ist, einen Prozess zu finden, mit dessen Hilfe die gewonnenen Ergebnisse mit der Erbringung der Leistungen verknüpft werden können. Das Sammeln von Ergebnisdaten und von Informationen über die Kundenzufriedenheit ist nicht unbedingt typisch, und Pflegeinstitutionen, die diese Informationen auch noch zur Verbesserung ihrer Leistungen verwenden, sind äußerst selten. Da die Pflegeeinrichtungen einen heftigen Wettkampf bezüglich der verfügbaren Zeit und der Ressourcen erleben, ist es entscheidend, einen Prozess zu entwickeln, der routinemäßig Daten mit dem Programmmanagement verknüpft, wenn diese Daten zur Verbesserung der Leistungen beitragen sollen. Wir haben verschiedene Ansätze gefunden, die Institutionen zur Verknüpfung von Informationen zur Verbesserung der Leistungen einsetzen.

Noch viel wichtiger ist jedoch, dass Pflegeinstitutionen die Erwartungshaltung des Personals in die Organisationskultur einbinden, damit eine Qualitätsverbesserung durch Informationen erzielt werden kann.

8. *Verändern von Art, Umfang oder Methode der Datengewinnung zur besseren Anpassung an die Bedürfnisse.*

Die Entscheidung, welche Daten erhoben werden sollen, ist für eine Institution eine sehr schwierige Aufgabe. Ist sie einmal getroffen möchte man auf keinen Fall darüber nachdenken, das Erhebungsinstrument oder die Datenerhebungsmethode wieder zu ändern. Solche Veränderungen sollen natürlich nicht leichtfertig veranlasst werden, doch es ist wichtig, dass die Einrichtungen erkennen, dass von Zeit zu Zeit eine solche Modifikation notwendig ist. Die Verwendung von Informationen zur Verbesserung der Leistungen muss als ein Entwicklungsprozess angesehen werden. Bedeutung und Relevanz der einzelnen Bereiche ändern sich mit der Zeit. So wie es notwendig ist, angebotene Leistungen anhand neuer Erfahrungen zu verändern, müssen auch Art, Umfang und Methode der Datengewinnung von Zeit zu Zeit verändert werden.

Wir müssen noch viel lernen, um den optimalen Weg zur Gewinnung von Kundeninformationen zu finden. Speziell über Bereiche wie ethnische Zugehörigkeit, Rasse, Geschlecht, geographische Lage und deren Einfluss auf die Zufriedenheit der Kunden wissen wir sehr wenig. Auch wenn wir wissen, dass bestimmte Faktoren, wie z. B. Bildung und Einkommen, sich sowohl auf die Zufriedenheit der Kunden als auch auf die von älteren Menschen gegebenen Antworten auswirken, so wissen wir dennoch nicht, wie diese Faktoren kompensiert werden könnten. Weiterhin muss noch viel über den optimalen Modus der Datenerhebung geforscht werden. Wir haben zwar die Vor- und Nachteile einiger Möglichkeiten zur Datenerhebung aufgezeigt, doch wir wissen noch nicht, welcher der beste Ansatz zur Gewinnung bestimmter Daten von den verschiedenartigen älteren, pflegebedürftigen Menschen ist. Es gibt noch viel zu lernen, welche Informationen und vor allem wie diese gewonnen werden sollen.

9. *Erkennen, dass dieser Prozess sich kontinuierlich weiterentwickelt.*

Wir haben immer wieder betont, dass der Verbesserungsprozess nicht irgendwann beendet ist. Unabhängig davon, ob Akut- oder Langzeitpflege in einem Krankenhaus, einem Pflegeheim, in betreuten Wohnanlagen oder zu Hause geleistet wird, bleibt die Verbesserung der Versorgung immer ein aktuelles Thema. Die Technologie und die klinischen Methoden sind, wie die Patienten auch, einem ständigen Wandel unterworfen. Einige Institutionen – und häufig sogar die sehr erfolgreichen – neigen dazu zu glauben, dass Behandlungsformen, die in der Vergangenheit richtig und erfolgreich waren, dies auch in Zukunft sein werden. Wenn auch viele dieser erfolgreichen Institutionen weiterhin gut angesehen sein werden, so ist es jedoch wenig wahrscheinlich, dass sich dieser Erfolg ohne Veränderungen und Verbesserungen fortsetzen wird. Es gibt zahlreiche Institutionen, die aus der Sicht der Kunden noch lange nach dem Ende ihrer Produktivität oder ihrem Erfolg an ihrem einmal eingeschlagenen Weg festhalten. Deshalb sollte das Gütezeichen einer Institution nicht an deren Handlungen oder Leistungen festgemacht werden, sondern an der kontinuierlichen Vergewisserung, dass diese Handlungen von hoher Qualität sind und den Bedürfnissen der Kunden entsprechen.

10. *Weitergabe dieses Buches an Kollegen.*
Am Anfang dieses Buches wurde die Notwendigkeit der einheitlichen Motivation aller Mitarbeiter in einer Organisation beschrieben. In den meisten Institutionen wird dies nicht sehr schnell der Fall sein. Innerhalb einer Organisation gibt es normalerweise drei Personengruppen. Gruppe 1 wird begeistert in das Projekt einsteigen und zum Erfolg beitragen. Gruppe 2 ist lernfähig, benötigt jedoch Fortbildung und Unterstützung und muss außerdem erkennen, dass die oberste Führungsebene von dem Projekt überzeugt ist. Gruppe 3 hält es für eine weitere Marotte, die sich jemand ausgedacht hat, der offensichtlich nicht genug beschäftigt ist. Sie ist skeptisch, dass dies funktionieren könnte und sieht nicht ein, wertvolle Zeit von der Pflege abzuziehen und dafür zu verwenden. Die meisten Personen dieser Gruppe können erst überzeugt werden, wenn Ergebnisse vorgelegt werden. Einige wenige werden sich nie davon überzeugen lassen, dass die Meinung der Kunden wichtig ist und Umfrageergebnisse für die Verbesserung der Leistungen verwendet werden sollten.

Wir empfehlen, dass jede Gruppe dieses Buch lesen sollte. Natürlich wird am Ende nicht jeder Leser bzw. Kollege denselben Elan aufbringen wie Sie, doch sie haben dann zumindest das Buch.

Anhang

Ausgewählte Internetadressen zur Untersuchung der Kundenzufriedenheit

Die im Folgenden aufgelisteten Internetadressen sollen zusätzliche Informationen, Beispiele und organisatorische Unterstützung bei der Untersuchung der Kundenzufriedenheit in der Gesundheits- und Langzeitpflege liefern. Die Liste erhebt keinen Anspruch auf Vollständigkeit, und die Schnelllebigkeit des Internets kann dazu führen, dass einige Websites nicht mehr unter der angegebenen Adresse zur Verfügung stehen oder ganz verschwunden sind.

Qualität
http://www.jcaho.org
http://www.nahq.org
http://www.qmas.org/
http://www.qualityhealth.org/
http://www.ahcr.gov/qual/

Beispiele für Untersuchungen zur Kundenzufriedenheit
http://www.mhdi.org/
http://www.nami.org/update/consumerstaff.html
http://www.pc.gov.au/research/commres/disabsvc/report.pdf
http://www.spry.org/
http://www.leadershipfactor.com
http://customersat.com
http://atplus.com
http://www.metrixmatrix.com/SScalc.asp

Erhebungsinstrumente
http://www.hcfa.gov/medicare/hsqb/oasis/oasishmp.htm
http://www.ncqa.org/

Kundeninformationen und Organisationen
http://www.ncoa.org/consumerdirect/consumer_direct.htm
http://www.cinetserv.com/CMS/cmswebpage.pdf

http://nccnhr.org/
http://www.ccal.org/

Organisationen für Alten-, Gesundheits- und Langzeitpflege
http://www.ahca.org/
http://www.ache.org/
http://www.aahsa.org/
http://www.nahc.org/
http://www.acrweb.org/
http://www.alfa.org/

Allgemeine Informationen zu Alter, Gesundheit und Langzeitpflege
http://www.ahcpr.gov/
http://list.nih.gov/
http://www.elderweb.com/index.html
http://www.nhirc.org/
http://www.adldigest.com/
http://pr.aoa.dhhs.gov/naic/
http://managedcare.hhs.gov/

Literaturverzeichnis

Abdellah, F., u. Levine, E. (1957). Developing a measure of patient and personnel satisfaction with nursing care. *Nursing Research, 5,* 100-108.

Aharony, L. u. Strasser, S. (1993, Frühj.). Patient satisfaction: What we know about and what we still need to explore. *Medical Care Review, 50 (1),* 49-79.

American Association of Retired Persons. (1996). *Checkpoints for managed care: How to choose a health care plan.* Washington, D.C.: Autor.

American Health Care Association. (1996). *Satisfaction Assessment Questionnaire.* Washington, D.C.: Autor.

Anderson, E. W., u. Fornell, C. (1994). A customer satisfaction research prospectus. In R. T. Rust u. R. L. Oliver (Hrsg.), *Service quality: New direction in theory and practice.* Thousand Oaks, CA: Sage Publications.

Anderson, J. P., Kaplan, R. M., u. DeBon, M. (1989). Comparison of responses to similar questions in health surveys. In R. Fowler, J. Floyd, Jr. (Hrsg.), *Health survey research methods: Conference proceedings.* Washington, D.C.: National Center for Health Services Research.

Andrews, F., u. Withey, S. (1976). *Social indicators of well-being.* New York: Plenum Press.

Assisted Living Federation of America. (1998). *What Is Assisted Living?* [http://www.alfa.org].

Assisted Living Quality Coalition. (1998). *Assisted living quality initiative: Building a structure that promotes quality.* [http://www.alqual.org/news/assisted/toc.htm].

Attkisson, C. C., u. Zwick, R. (1982). The client satisfaction questionnaire: Psychometric properties and correlation with service utilization and psychotherapy outcome. *Evaluation and Program Planning, 5,* 233-237.

Blalock, H. M. (1979). *Social statistics.* New York: McGraw Hill.

Blumenthal, D. (1996). Quality of health care: What is it? *New England Journal of Medicine,* 335(12), 891-893.

Bodenheimer, T. S. u. Grumbach, K. (1995). *Understanding health policy: A clinical approach.* Norwalk, CT: Appleton & Lange.

Brambilla, D.J. u. McKinlay, S. M. (1987). A comparison of responses to mailed questionnaires and telephone interviews in a mixed mode health survey. *American Journal of Epidemiology, 126(5),* 962-968.

Burwell, B. (1998). *Medicaid long-term care expenditures.* Lexington, MA: Systemics.

Cleary, P. D., u. McNeil, B. J. (1988, Frühj.). Patient satisfaction as an indicator of quality care. *Inquiry, 25,* 25-36.

Cowles, C. M. (1995). *Nursing home statistical yearbook 1995.* Tacoma, WA: Cowles Research Group, Inc.

Crosby, P. B. (1979). *Quality is free: The art of making quality certain.* New York, NY: McGraw-Hill.

Cryns, A. G., Nichols, R. C., Katz, L. A., u. Calkins, E. (1989). The hierarchical structures of geriatric patient satisfaction: An older patient satisfaction scale designed for HMO's. *Medical Care, 27(8)*, 802-816.

Davies, A. R., u. Ware, J.J. E. (1988, Frühj.). Involving consumers in quality of care assessment. *Health Affairs*, 33-48.

Davis, M. A., Sebastian, J. G., Tschetter, J. (1997). Measuring quality of nursing home service: residents' perspective. *Psychological Reports, 81(2)*, 531-542.

Davis, D. u. Hobbs, G. (1989, Juni). Measuring outpatient satisfaction with rehabilitation services. *Quality Review Bulletin*, 192-197.

Donabedian, A. (1966). Evaluating the quality of medical care. *Milbank Memorial Fund Quarterly, 44(3)*, 166-206.

Donabedian, A. (1980). *Explorations in quality assessment and monitoring: Volume 1*. Ann Arbor, MI: Health Administration Press.

Edgman-Levitan, S. u. Cleary, P. D. (1996). What information do consumers want and need? *Health Affairs, 15(4)*, 42-56.

Eriksen, L. (1987, Juli). Patient satisfaction: An indicator of nursing care quality. *Nursing Management, 18(7)*, 31-35.

Feasley, J. (1999). *Health outcomes for older people: Questions for the coming decade, Executive Summary*. Washington, D.C.: Institute of Medicine.

Folkes, V. S. (1994). How consumers predict service quality: What do they expect? In R. T. Rust u. R. L. Oliver (Hrsg.), *Service quality: New direction in theory and practice*. Thousand Oaks, CA: Sage Publications.

Gauthier, B. (1987). Client satisfaction in program evaluation. *Social Indicators Research, 19*, 229-254.

Geigle, R. u. Jones, S. B. (1990). Outcomes measurement: A report from the front. *Inquiry, 27*, 7.

Geron, S. M. (1991). Regulating the behavior of nursing homes through positive incentives: An analysis of Illinois' Quality Incentive Program (QUIP). *The Gerontologist, 31*, 292-301.

Geron, S. M. (1995, März). *Utilizing elder focus groups to develop client satisfaction measure for home-based services*. Unveröffentlichte Posteraktion zum 41. Jahrestreffen der Amerikanischen Gesellschaft für Altersforschung in Atlanta, Georgia, im März, 1995.

Geron, S. M. (1998). *The Home Care Satisfaction Measures (HCSM): Conceptual design and results of psychometric analyses* [Monographie]. Boston, MA: Boston University, School of Social Work.

Geron, S. M. (1998a). Assessing the satisfaction of older adults with long-term care services: Measurement and design challenges for social work. *Research on Social Work Practice, 8(1)*, 103-119.

Gold, M. u. Wooldridge, J. (1995). Plan-based surveys of satisfaction with access and quality of care: Review and critique. In *Conference Summary: Consumer survey information in a reforming health care system*. Rockville, MD: Agency for Health Care Policy and Research.

Gustafson, D., Gustafson, R., u. Wackebarth, S. (1997). CHESS: Health information and decision support for patients and families. *Generations, XXI (3)*, 56-58.

Gutek, B. A. (1978). Strategies for studying client satisfaction. *Journal of Social Issues, 34(4)*, 44-56.

Guzman, P. M., Sliepcevich, E. M., Lacey, E. P., Vitello, E. M., Matten, M. R., Woehlke, P. L., u. Wright, W. R. (1988). Tapping patient satisfaction: A strategy for quality assessment. *Patient Education and Counseling, 12*, 223-225.

Heath, J. B. H, Hultberg, R. A., Ramey, J. M., u. Ries, C. S. (1984, Sommer). Consumer satisfaction: Some new twists to a not so old evaluation. *Community Mental Health Journal. 20(2)*, 123-134.

Herzog, A. R. u. Rodgers, W. L. (1992). The use of Survey Methods in Research on Older Americans. In R. B. Wallace und R. F. Woolson (Hrsg.) (60-90), *The Epidemiologic Study of the Elderly.* New York: Oxford University Press.

Herzog, A. R. u. Kulka, R. A. (1989). Telephone and mail surveys with older populations: a methodological overwiew. In Lawton, P. u. Herzog, A. R. (Hrsg.) 63-92. *Special Research Methods for Gerontology.* Amityville, NY: Baywood.

Hinshaw, A. S., u. Atwood, J. R. (1982). A patient satisfaction instrument: Precision by replication. *Nursing Research, 31*, 170-191.

Holstein, M. u. Cole, T. (1996). The evolution of long-term care in America. In R. Binstock, L. Cluff, u. O. Meing, (Hrsg.), *The future of long-term care* (S. 19-47). Baltimore, MD: John Hopkins University Press.

Hulka, B. S. Zyzanski, S. J., Cassel, J. C., u. Thompson, S. J. (1970). Scale for the measurement of attitudes towards physicians and primary medical care. *Journal of Community Health, 1*, 256-275.

Hulka, B. S., Zyzanski, S. J., Cassel, J. C. u. Thompson, S. J. (1971). Satisfaction with medical care in a low income population. *Journal of Chronic Diseases, 24*, 661-673.

Iglehart, J. K. (1992). The American health care system: Managed care. *New England Journal of Medicine, 327(10)*, 742-747.

Iglehart, J. K. (1996). Role of the consumer. *Health Affairs, 15(4)*, 7-8.

Jackson,J. S. (1989). Methodological issues in survey research on older adults. In Lawton, M. P. u. Herzog, N. R. (Hrsg.). *Social Research Methods for Gerontology.* Amityville, NY: Baywood.

Kane, R. A., Kane, R. L., Illston, L. H., u. Eustis, N. N. (1994, Herbst). Perspectives on home care quality. *Health Care Financing Review, 16(1)*, 69-89.

Kleinsorge, I. K. u. König, H. F. (1991). The silent customers: Measuring customer satisfaction in nursing homes. *Journal of Health Care Marketing, 11(4)*, 2-13.

Komisar, H. L., Lambrew, J. M., u. Feder, J. (1996). *Long-Term Care for the Elderly: A Chart Book.* Washington, D.C.: Institute for Health Care Research and Policy, Georgetown University.

Krämer, H. C. u. Thiemann, S. (1987). *How many subjects? Statistical power analysis in research.* Newbury Park, CA: Sage Publications.

Kramer, R. (1998). Industry snapshot. *Assisted Living Today, 6(1)*, 38-47.

Kruzich, J., Clinton, J. F. u. Kelber, S. T. (1992). Personal and environmental influences on nursing home satisfaction. *The Gerontologist, 32(3)*, 342-350.

Larsen, D. L., Attkisson, C. C., Hargreaves, W. A., u. Nguyen, T. D. (1979). Assessment of client/patient satisfaction: Development of a general scale. *Evaluation and Program Planning, 2*, 197-207.

Leape, L. L. (1994, Dezember). Error in medicine. *Journal of the American Medical Association, 272(23)*, 1851-1857.

Lebow, J. L. (1974, April). Consumer assessments of the quality of medical care. *Medical Care, 12(4)*, 328-337.

Lebow, J. (1982). Consumer satisfaction with mental health treatment. *Psychological Bulletin, 91(2)*, 244-259.

Lebow, J. L. (1983). Similarities and differences between mental health and health care evaluation studies assessing consumer satisfaction. *Evaluation and Program Planning, 6,*
237-243.

Linder-Pelz, S. (1982). Social psychological determinants of patient satisfaction: A test of
five hypotheses. *Social Security Medicine, 16,* 583-589.

Linn, L. S. (1975). Factors associated with patient evaluation of health care. *Health and
Society, Herbst,* 531-548.

Lochman, J. E. (1983, Winter). Factors relevant to patients' satisfaction with their medical
care. *Journal of Community Health, 9(2),* 91-109.

Locker, D., u. Dunt, D. (1978). Theoretical and methodological issues in sociological
studies of consumer staisfaction with medical care. *Social Science and Medicine, 12,*
283-292.

Lucas, M.D., Morris, C. M., u. Alexander, J. W. (1988). Exercise of self-care agency
and patient satisfaction with nursing care. *Nursing Administration Quarterly, 12(3),*
23-30.

MacKeigan, L., u. Larson, L. N. (1989, Mai). Development and validation of an instrument
to measure patient satisfaction with pharmacy services. *Medical Care, 27(5),* 522-536.

Magaziner, J. (1992). The use of proxy respondents in health surveys of the aged. (120-129).
in Wallace, R. B. u. Woolson, R. F. (Hrsg.). *The Epidemiologic Study of the Elderly.* New
York: Oxford University Press.

McArthur, J. H. u. Moore, F. D. (1997, März). The two cultures and the health care revolution: Commerce and professionalism in medical care. *Journal of the American Medical
Association, 277(12),* 985-989.

McGrew, K., u. Quinn, C. (1997). Examining the effectiveness of telephone assessments and
care planning for homecare services. *Generations, XXI(1),* 66-67.

McHorney, C. A., Kosinski, M. u. Ware, J. E., Jr. (1994). Comparisons of the costs and quality
of norms for the SF-36 health survey collected by mail versus telephone interview: results
from a national survey. *Medical Care, 32(6),* 551-567.

Mehdizadeh, S., Applebaum, R., u. Straker, J. (1996). Déja Vú All Over Again, Or is it?
Nursing Home Use In The 1990's. Scripps Gerontology Center. (unveröffentlicht).

Meister, C., u. Boyle, C. (1996). Perceptions of quality in long-term care: A saitsfaction
survey. *Journal of Nursing Care Quality, 10(4),* 40-47.

Merton, R. K. (1987). The focused interview and focus groups: continuities and disconti-
nuities. *Public Opinion Quarterly, 51,* 550-566.

Miller, J. A. (1997). Studying satisfaction, modifying models, eliciting expectations, posing
problems,and making meaningful measurements. In H. K. Hunt (Hrsg.), *Conceptuali-
zation and Measurement of Consumer Satisfaction and Dissatisfaction,* Cambridge, MA:
Marketing Science Institute.

Murer, M. J. (1997). Assisted living: The regulatory outlook. *Nursing Home Long Term Care
Management, 46(7),* 24-27.

Norton, P. G., VanMaris, B., Soberman, L., u. Murray, M. (1996). Saitsfaction of residents
and families in long-term care: 1. Constuction and application of an instrument. *Quality
Management in Health Care, 4(3),* 38-46.

O'Brien, K. (1993). Using focus groups to develop health surveys: an example from research
on social relationships and AIDS-preventive behavior. *Health Education Quarterly,
20(3),* 361-372.

Oliver, R. L. (1977). A theoretical reinterpretation of expectation and disconfirmation effects on posterior product evaluation: experiences in the field. In Day, R. L. (Hrsg.). *Consumer Satisfaction, Dissatisfaction and Complaining Behavior.* Bloomington, IN: Indiana University Press.

Packer, R., Race, K. E. H., u. Hotch, D. F. (1994). Focus groups: a tool for consumer-based program evaluation in rehabilitation agency settings. *Journal of Rehabilitation, 60(3),* 30-33.

Parasuraman, A., Zeithaml, V. A., u. Berry, L. L. (1995). A conceptual model of service quality and its implications for future research. *Journal of Marketing, 49,* 41-50.

Parasuraman, A., Zeithaml, V. A., u. Berry, L. L. (1986). *SERVQUAL: A multiple-item scale for measuring customer perceptions of service quality.* Cambridge, MA: Marketing Science Institure.

Pascoe, G. C. (1983). Patient satisfaction in primary health care: A literature review and analysis. *Evaluation and Program Planing, 6,* 185-210.

Phillips, P. (1989). The search for quality. *Generations XIII(1),* 8-11.

Quine, S. u. Cameron, I. (1995). The use of focus groups with the disabled elderly. *Qualitative Health Research, 5(4),* 454-462.

Reinharz, S. u.Rowles, G. (1988). *Qualitative gerontology.* New York: Springer Publishing Co.

Riley, P. A., Fortinsky, R. H., u. Coburn, A. F. (1992). Developing consumer-centered quality assurance strategies for home care: A case management model. *Journal of Case Management, 1(2),* 39-48.

Roberts, R. E., Pascoe, G. C., u. Attkisson, C. C. (1983). Relationship of service satisfaction to life satisfaction and perceived well-being *Evaluation and Program Planning, 6,* 373-383.

Ross, C. K., Steward, C. A., u. Sinacore, J. M. (1995). A comparative study of seven measures of patient satisfaction. *Medical Care, 33(4),* 392-406.

Rust, R. T., u. Oliver, R. L. (Hrsg.) (1994). *Service quality: New direction in theory and practice.* Thousand Oaks, CA: Sage Publications.

Scheer, J., u. Luborsky, M. L. (1991). The cultural context of polio biographies. *Orthopedics, 14(11),* 1173-1181.

Simmons, S. F., Schnelle, J. F., Uman, G. C., Kulvicki, A. D., Kyong-OK, H. L., u. Ouslander, J. G. (1997). Selecting nursing home residents for satisfaction surveys, *The Gerontologist, 37(4),* 543-550.

Spradley, J. P. (1980). *Participant observation.* Orlando, FL: Harcourt, Brace, Jovanovich.

Stamps, P. L., u. Finkelstein, J. B. (1981, September). Statistical analysis of an attitude scale to measure patient satisfaction with medical care. *Medical Care, 19(11),* 1108-1135.

Strahan, G. (1997). Overview of nursing homes and their current residents: Data from the 1995 National Nursing Home Survey. *Advance Data, January 23. No. 280,* 1-10.

Straker, J. (1993). Opportunities for resident control in long-term care institutions: *A comparison across three types of facilities.* Unveröffentlichte Dissertation, Northwestern University: Evanston IL.

Uman, G. C. u. Urman, H. N. (1997). Measuring consumer satisfaction in nursing home residents. *Nutrition, 13(7-8),* 705-707.

U.S. House of Representatives. (1997). *Medicare and health care chartbook.* Washington, D.C.: U.S. Government Printing Office.

United States General Accounting Office (GAO). (1996). *Skilled nursing facilities: Approval process for certain services may result in higher Medicare costs.* Washington, D.C.: U.S. Government Printing Office.

Ware, J. E. u. Snyder, M. K. (1975). Dimensions of patient attitudes regarding doctors and medical care services. *Medical Care, 13(8),* 669-682.

Ware, J. E. Jr. (1978). Effects of acquiescent response set on patient satisfaction ratings. *Medical Care, 16,* 327-336.

Ware, J. E. Jr., Davies-Avery, A., u. Stewart, A. L. (1978). The measurement and meaning of patient satisfaction. *Health and Medical Care Services Review, 1(1),* 1-15.

Ware, J. E. Jr., Snyder, M. K., u. Wright, W. R. (1976a). *Development and validation of scales to measure patient satisfaction with health care services. (Volume I of a final report) Part A: Review of literature, overview of methods and results from construction of scales. (NTIS No. PB288-329).* Springfield, MA: National Technical Information Service.

Ware, J. E., Snyder, M. K., u. Wright, W. R. (1976). *Development and validation of scales to measure patient satisfaction with health care services. (Volume I of a final report) Part B: Results of scales constructed from the patient satisfaction Questionnaire and other health care perception. (NTIS No. PB288-330).* Springfield, MA: National Technical Information Service.

Wörner, L., u. Phillips, J. (1989). Client perspectives on quality care. *Caring, 8(6),* 47-51.

Woodruff, L. u. Applebaum, R. (1996). Assuring the quality of in-home supportive services: A consumer perspective. *Journal of Aging Studies, 10(2),* 157-169.

Yi, Y. (1990). *A critical review of consumer satisfaction.* In V. A. Zeithaml (Hrsg.). *Review of marketing 1990.* Chicago, IL: American Marketing Assiciation.

Zimmerman, D., Zimmerman, P., u. Lund, C. (1996). The health care customer service revolution: The growing impact of managed care on patient satisfaction. Chicago, IL: Irwin Professional.

Zinn, J., Larizzo-Mourey, R. u. Taylor, L. (1993). Measuring satisfaction with care in the nursing home setting: The nursing home resident satisfaction scale. *Journal of Applied Gerontology, 12(4),* 452-465.

Glossar

Medicare = staatliche Versicherung in den USA für die Menschen ab 65 Jahren, unabhängig von Vermögen und Einkommen.

Medicaid = allgemeiner Begriff für staatliche Krankenversicherungsprogramme für Personen jeden Alters, deren Vermögen und Einkommen unter einem definierten Minimum liegt.

Nader's Raiders = Nader ist ein amerikanischer Anwalt mit großer Anhängerschaft, der die Interessen der Verbraucher in den verschiedensten Bereichen vertritt

Health Management Organization (HMO) =. HMO steht in den USA meist für den Typ eines Managed-Care-Modells, in welchem der HMO-Arzt als «Care-Manager» und «Gatekeeper» die erste Anlaufstelle für den Patienten ist und über eventuelle Überweisung an nachgelagerte Leistungserbringer entscheidet.

Managed-Care-Versicherer = Krankenversicherer, die mit Leistungserbringern oder Leistungserbringernetzwerken Managed-Care-Verträge eingehen und/oder als HMOs selber Leistungen erbringen.

home- and community-based waiver services = optionales Medicaid-Programm, das Gelder für häusliche Pflegeleistungen für Patienten zur Verfügung stellt, die auf eine Einweisung in ein Pflegeheim verzichten und sich zu Hause pflegen lassen

Diagnosis Related Groups (DRG) = Zusammenfassung von Diagnosen und Prozeduren zu klinisch- und aufwandshomogenen Behandlungsfallgruppen

Health Care Financing Administration (HCFA) = amerikanische Pflegefinanzierungsadministration, die mit der Verwaltung von Medicare, Medicaid und der staatlichen Kinderkrankenversicherung beauftragt ist.

Begriffe der quantitativen Forschung und der Statistik

Validität: Gültigkeit eines wissenschaftlichen Versuchs oder eines Messinstrumentes

Reliabilität: Zuverlässigkeit und Genauigkeit eines Messinstrumentes und der Ergebnisse der Messung

Perzentile: Streuungsmaß, das die Häufigkeit einer statistischen Verteilung in n gleiche Teile teilt, im Fall der Perzentile ist n=100

Durchschnittswert: bezeichnet in der Statistik den berechneten arithmetischen Mittelwert einer Verteilung

Likert-Skala: zusammengesetzte Messgröße von Einstellungen und Haltungen, die die Summierung von Werten in einer Reihe von Items (Aussagen) beinhaltet, bezüglich derer die ProbandInnen gebeten werden, den Grad ihrer Zustimmung bzw. Ablehnung anzugeben

Sachwortverzeichnis

A

Analyse/Kundeninformation 121
  -, interne 122
  - Vergleichsanalyse 123
Ausbildung 29

B

Befragungen, persönliche 56
Befragungen, schriftliche 54
Befragungen, telefonische 55
Beobachtung 48

D

Datenerhebung/-sammlung 30, 59
  - Analysesoftware 66
  - Auskunftspersonen 60
  - Auswahlverfahren 59
  - Stellvertreter 64
  - Stichprobe 59
  - Untersuchungsdurchführung 67
  - Zusammenfassung 68
Datenverwendung 121, 123
Denkmodell 34
Dimensionen 35

E

Einzelinterviews 47
Erwartungen 37

F

Fragen an den Kunden 42

G

Gesundheitspläne/Kundenbeurteilung 117
Glossar 141
Gruppenbefragungen 44
Gruppenentscheidungen 28

H

HEDIS-Programm 118

I

Implementierung 125
Informationen 27
Inhalt 19
Intensivinterviews 47
Interviews, persönliche 56

K

Kundenbekanntheit/-gruppen 25
Kundenmeinung 26
Kundenzufriedenheit 9
  - Ermittlungsansätze 71
  - Interesse, verstärktes 19
  - Methoden/Untersuchungen 17

L

Likert-Skala 52
Literatur 135

M

Managed Care 21
Messungen 20
  - Herausforderungen 29
  - Notwendigkeit 19
Messungen/Ansätze 41
  - Zusammenfassung 58
Messungen, quantitative 50
  - Instrumente, verfügbare/
    neu entwickelte 51
Modell der Erwartungsdiskrepanz 33

N

Nationale Kommission f.
Qualitätssicherung 118

P

Patientengebrechlichkeit/-verletzlichkeit 30
Patientenzufriedenheit s. Pflegequalität
Pflege, häusliche 73
- Befragungen, persönliche 84
- Befragungen, schriftliche 88
- Befragungen, telefonische 86
- Definition 74
- Fallstudien 80
- Gruppenbefragungen 77
- Herausforderungen 74
- Intensivinterviews 78
- Kommunikation, elektronische 82
- Kummerkasten 88
- Kundenprotokoll 81
- Kundentagebücher 80
- Messansätze 75
- Zusammenfassung 89
Pflegeheime 91
- Antwortkategorien 101
- Aufbau/Gesamtorganisation 99
- Einrichtung, eigene 103
- Fragenformulierung/
  -verständlichkeit 100
- Herausforderungen 93
- Messansätze 94
- Messinstrumente 98, 101
- Philosophie 92
- Zufriedenheitsdimensionen 95
Pflegequalität 107, 109
- Initiativen, neuere 117
- Messinstrumente,
  eindimensionale 113, 115
- Messinstrumente,
  mehrdimensionale 114, 115
- Patientenzufriedenheit/Literatur 111
- Patientenzufriedenheit/
  Messungen 112
- Zusammenfassung 119
Professionalität 29
Protokolle, schriftliche 50

Q

Qualitätsdimensionen 35, 38
Qualitätsmanagement 25
Qualitätsverbesserung, ständige 24

S

SERVQUAL 35, 38
Strategie/Implementierung 125
Studien, kleine 44
Studien, große 50
- Ansätze/Methodenauswahl 52
Suboptimierung 28

T

Tagebücher 50
Telefoninterviews 55
Theorie 33
- Zusammenfassung 40
Total Quality Management 24
- Prinzipien 25

W

Wohnprojekte, betreute 91
- Antwortkategorien 101
- Aufbau/
  Gesamtorganisation 99
- Einrichtung, eigene 103
- Fragenformulierung/
  -verständlichkeit 100
- Herausforderungen 93
- Messansätze 94
- Messinstrumente 98, 101
- Philosophie 92
- Zufriedenheitsdimensionen 95

Z

Ziele 19
Zufriedenheitsdimensionen 35, 38
Zufriedenheitsmessungen
s. Messungen